# 養生講時候

杜婕僡 著

U0114754

商務印書館

## 養生講時候

作　　者：杜婕僡

責任編輯：蔡耀明　黎彩玉

封面設計：楊啟業

出　　版：商務印書館 (香港) 有限公司

　　　　　香港筲箕灣耀興道 3 號東滙廣場 8 樓

　　　　　http://www.commercialpress.com.hk

發　　行：香港聯合書刊物流有限公司

　　　　　香港新界大埔汀麗路 36 號中華商務印刷大廈 3 字樓

印　　刷：陽光印刷製本廠有限公司

　　　　　香港柴灣安業街 3 號新藝工業大廈 6 字樓 G 及 H 座

版　　次：2010 年 7 月第 1 版第 1 次印刷

　　　　　© 2010 商務印書館 (香港) 有限公司

　　　　　ISBN 978 962 07 6446 2

　　　　　Printed in Hong Kong

# 前　言

　　順應自然，是養生調攝的基本原則。在整個宇宙環境中，人體也是一個小小的天地，而這個小小天地，反過來正由於生長生活在天體自然環境的包圍之中，不能脫離天地而獨立存活，所以舉凡天地自然間的一切變化，必然影響並反映到人體中來。

　　天地自然是一個按照一定規律不斷運動變化着的整體，自然界陰陽之氣消長運動，既有四季時令之節律，也有日月晝夜之節律，這種按一定規律運動變化的一個重要標誌，就是四時氣候的春溫、夏熱、秋涼、冬寒，以及日出日落、晝夜晨昏和月明月晦、潮起潮落。對於這個春溫、夏熱、秋涼、冬寒，以及春生、夏長、秋收、冬藏的天地大經，人們不但在農業生產上應順其變化，並且還把這種變化引入到養生中來。四時之變，春溫、夏熱、秋涼、冬寒；四時之動，春生、夏長、秋收、冬藏，這些大自然的規律，順之則安，逆之則損。

　　養生學是非常重視順四時陰陽消長節律而進行養生的。節律，控制着機體的生理活動。順應自然陰陽消長節律的養生方法，實際上也就是充實人體真元之氣，增強調節生命節律的能力，來保持機體內外陰陽的協調，取得人與自然的統一，從而達到防病和延緩衰老的目的。

本書以四季節氣及月相時辰為主線,突出"應天順時"這一養生保健中的核心問題。主要介紹不同季節、節氣、月相、時辰的形養、術養、食養、藥養及各季節常見病的中醫防治與養生方法等,並融入現代科學最新成就。從日常生活的方方面面說起,力求貼近生活,強調科學性,講究可操作性。旨在弘揚中華民族的傳統養生文化,崇尚科學養生,提倡養生之道,用正確的科學、醫學理論指導人們的衣食住行。

養生,不是年老體弱者的專利,養生需要"未雨綢繆",防患於未然。生命是一條單行線,容不得回頭,容不得後悔。要使生命力旺盛,不受疾病危害,從生命的最初,就需要保養,少年時需要養生,壯年時需要養生,老年時更需要養生,總之人生的各個時期都需要養生,若等到疾病爆發,再來關愛生命,養護身體,可就為時已晚了。如果你還沒有真正去關愛自己,那我建議從現在就開始吧!

# 目　錄

一天中的秋天：下午 5-7 時

一天中的冬天：深夜 11 時 - 凌晨 1 時

# 第一章

# 四季養生

# 1 │ 甚麼是四季養生？

　　四季養生，就是指按照一年四季氣候陰陽變化的規律和特點進行調養，從而達到養生和延年益壽的目的。四季春夏秋冬、四時寒熱溫涼的變化，是一年中陰陽消長形成的。冬至陽生，由春到夏是陽長陰消的過程，所以有春之溫，夏之熱；夏至陰生，由秋至冬是陰長陽消的過程，所以有秋之涼，冬之寒。人類作為自然界的一部分，不能脫離客觀自然條件而生存，而是要順應四時的變化以調攝人體，通過調養護理的方法，以達到陰陽平衡、臟腑協調、氣血充盛、經絡通達、情志舒暢的養生保健目的。

# 2 | 四季養生的原則

## 順應自然

在一年四季中，春夏屬陽，秋冬屬陰。自然節氣也隨着氣候的變遷而發生春生、夏長、秋收、冬藏的變化。因此，人在春夏之時，要順其自然保養陽氣，秋冬之時，亦應保養陰氣，故有"春夏養陽，秋冬養陰"之説。這就要求人們凡精神活動、起居作息、飲食五味等都要根據四時的變化進行適當的調節。在作息時間上，也要順應四時的變化，做到"起居有常"，春夏"夜臥早起"，秋季"早臥早起"，冬季"早臥晚起"。在飲食五味上，攝取更要有規律，過飢、過飽或飲食偏嗜均能傷害臟腑，影響身體健康，蔬菜瓜果的食用亦有一定的季節性。

## 形神共養

所謂"養形"，主要指臟腑、氣血津液、肢體、五官九竅等形體的攝養。"形乃神之宅"，只有形體完備，才能有正常精神的產生。養形的具體內容非常廣泛，凡調飲食、節勞逸、慎起居、避寒暑等攝生方法，以及體育鍛鍊、氣功等健身運動，大都屬於養形的重要內容。

所謂"養神"，主要是安定情志、調攝精神。中醫學認為，人的精神、情志變化是人體生理活動的重要組成部分。在正常情況下，"神"是機體對外界各種刺激因素的"應答性反應"。它不僅體現了生命過程中正常的心理活動，而且可以增強體質、抵抗疾病、益壽延年，但如果情志波動過於劇烈或持續過久，超過了生理功能的調節範疇，則會傷及五臟，影響人體的氣血陰陽，導致多種疾病的發生。

## 動靜結合

中醫養生學認為"氣血極欲動，精神極欲靜"，既倡導"養身莫善於動"，又認為"養靜為攝生之首務"（《老老恆言》）。因此，只有動靜結合，才能達到養生防病的目的。

動，包括勞動和運動兩方面。中醫學歷來重視"動"在養生學中的重要意義，認為"人若勞於形，百病不能成"（《保生銘》），"一身動則一身強"（《四存編》），並創造了許多行之有效、具有民族特色的健身運動法，諸如"五禽戲"、"八段錦"、"太極拳"、"易筋經"等。堅持這些健身運動，可以暢氣機、通氣血、利關節，從而增強機體的抗病能力。現代醫學也已經證明，經常參加體育運動，可以促進身體的新陳代謝，使機體充滿活力，從而延緩各器官的衰老。

靜，又稱"清靜"，包括精神上的清靜和形體活動的相對安靜狀態，是與"動"相對而言，在中醫養生學上亦佔有重要地位。氣功中的靜功一般沒有肢體的運動，它通過一定的體態姿式、特定的呼吸方法及特定的意念活動，在靜的狀態下，進行內部的自我鍛鍊和調節，從而達到對機體調整、修復和建設的目的，靜功在氣功鍛鍊中具有重要的意義。

動和靜都要適度，太過或不及都會影響人體的健康，導致疾病的發生。如《黃帝內經》説："久視傷血，久臥傷氣，久坐傷肉，久立傷骨，久行傷筋。"因此，勤運動，要注意適度；勤用腦，要思而不怠。動而不至太疲，靜而不至過逸。總之，動和靜是相輔相成的兩個方面，要養生防病、益壽延年，就必須心體互用，勞逸結合，動靜並施，不可偏廢。

四季養生就是要順應季節的變化，採取相應的方法，將養生思想應用到日常生活中。其目的是為讓人順應自然的變化，增進身體健康，有病治病，無病防身，同時也可以通過四季養生的方法達到美容和延年益壽的目的。

總之，人們必須"順時養生"，去適應自然；同時又要利用自然，為我所用。按照四季養生的原則，可以採用調節生活起居、心理情緒、睡眠、服飾、飲食等方法來調節人體的狀態，達到養生目的。只有這樣，才能"盡終其天年，度百歲乃去"。

第二章

# 春季養生

# 1 | 春季特徵及對人體影響

春天，是指從立春之日起，到立夏之日止，包括立春、雨水、驚蟄、春分、清明、穀雨等六個節氣。為公曆二、三、四月，共3個月。

一年四季中，"春生、夏長、長夏化、秋收、冬藏"，所以春天尤其要會養"生"。養"生"，就是養生機，也就是長養人體生命的活力。春天正是長養人體生命活力的最佳時機。春暖花開，"一年之計在於春"，"春種一粒粟，秋收萬顆籽"，因此春天的養生在一年之中尤為重要，春天養生得當，將有益於全年的健康。

春季養生，應根據"萬物生發，肝氣旺盛"的特點，具體貫串到飲食、運動、起居、防病、精神等各個方面去。

## 春季以風氣為主令

"春日春風有時好，春日春風有時惡。不得春風花不開，花開又被風吹落。"宋代王安石的這首詩，把早春的氣候特點描繪得惟妙惟肖。春天的氣候特徵是"以風氣為主令"，即"風邪"為主。"風邪"既可單獨作為致病因素，也常與其他邪氣兼夾為病。

**風邪特點**：一是傷人上部。如傷風感冒中常見的頭項疼痛、鼻塞、流涕、咽喉癢痛等症狀。二是病變廣泛。由於風邪變化無定，往往上下竄擾，在表可稽留於皮毛或肌肉腠理之間，或遊走於經脈之中；逆於上可直達額頂；犯於下可侵及腰膝脛腓等。三是“風勝則動”。如抽搐、痙攣、顫抖、蠕動甚至角弓反張、頸項強直等症，往往都與風有關係而列為風病。四是兼雜為病。風邪常與其他邪氣相兼合併侵犯人體。如在長夏之季，風邪常與濕邪一起侵襲脾土，可見消化不良、腹脹、腹瀉等脾胃受損症狀；若與熱合則為風熱，與寒合則為風寒，即人們常說的風熱外感、風寒外感、風濕痺痛等。同時，猛烈的大風常使空氣中的“維他命”——負氧離子嚴重減少，導致那些對天氣變化敏感的人體內的化學過程發生變化。如在血中開始分泌大量血清素，讓人感到神經緊張、壓抑和疲勞，並會引起一些人的甲狀腺負擔過重。所以，《黃帝內經》裏說：“風者，百病之始也。”五是風氣通於肝。大自然中的風氣和肝的關係最大。風邪屬於陽邪，最容易損傷人的肝，尤其易損耗人的肝陰（造成肝陰不足），出現頭暈、眼乾、目澀、脅肋灼痛、手足蠕動、舌紅少津、脈弱細數等症，風邪甚至還會擾動肝陽，出現肝風甚至中風。所以春天養生最應重視“養肝息風”。

## 人體陽氣向外舒發

春為四時之首，萬象更新之始，正如《黃帝內經》

裏所説：“春三月，此謂發陳。天地俱生，萬物以榮。”意思是，當春歸大地之時，冰雪已經消融，自然界陽氣開始升發，萬物復甦，柳絲吐綠，世界上的萬事萬物都出現欣欣向榮的景象，“人與大地相應”，此時人體之陽氣也順應自然，向上向外舒發。

**陽氣外舒的特微**：一是氣血活動加強。人體氣血在天熱時暢通易行，天寒時則凝滯沉澀。而春天的氣候介於炎熱的夏天和寒冷的冬天之間，氣候溫和，故氣血活動亦介於兩季之間的狀態，即逐漸增加。同時陽氣代表着人體新陳代謝的能力，陽氣的生發意味着人體新陳代謝開始旺盛起來。二是肝氣開始亢盛。《素問‧金匱真言論》明確提出：“五臟應四時，各有收受”，具體到春天，即是“肝者……為陽中之少陽，於春氣。”在《黃帝內經》裏亦有“肝主春”的記載，是説人體肝臟與春季相應，肝的功能在春季最為旺盛。具體表現為肝主藏血、肝主疏洩的功能逐漸加強，肝所藏之血流向四肢。肝氣旺則會影響到脾，所以春季容易出現脾胃虛弱的病症。三是精神活動逐漸活躍。隨着氣候的轉暖和戶外活動的增多，人們的精神活動亦開始活躍起來。這些生理上的變化，都給春天的飲食提出了新的要求。

## 春季氣候特點對人體的影響

春天乍暖還寒，是氣溫變化幅度最大、冷暖最不穩定且多風的季節。特別是早春季節，時而風和日麗、春光明媚，讓人換下冬裝穿上單衣；時而又冷風襲人，依然要穿起棉衣、緊纏衣襟，如果稍有不慎就會受涼生病。今天還是雨打南窗，明天就可能北風呼嘯；中午尚是春暖融融，夜間就突然寒徹入骨。人們在寒冷的冬季和初春時受低溫的影響，皮膚毛孔收縮以減少體內熱量的散發，保持體溫恆定。而進入春季氣溫升高，皮膚毛孔舒展，供血量增多，但供給大腦的氧相應減少，大腦工作受到影響易引起"春睏"。再加上忽冷忽熱風雨無常，常使冠心病患者的病情加重或惡化，風濕性心臟病患者也會因寒冷、潮濕、過度勞累以及上呼吸道感染後復發或加重。同時，春天氣溫氣壓多變的特點又使人的情緒變化加大，易出現沮喪、抑鬱及不知所措的精神狀態。特別是有精神分裂症等精神病史者對這種天氣最為敏感，容易復發。故民間有"春天到，癡子鬧"之說。

春天的冷暖驟然變化，使人機體的免疫與防禦功能下降。這種冷暖無常、氣溫驟降或氣壓劇升的異常天氣，也容易造成機體交感神經失調，引起毛細血管收縮、血壓上升、血液黏稠度增高，易誘發中風、心絞痛、心肌梗死等症發生。尤其是早春季節，人體內各種生理功能正處在調節之中，各系統功能尚未完全適應氣候的變化，身體的抗病能力都比較低，易感染各種疾病。加之春季又是蔬菜水果的淡季，常導致維他命攝入不足，以致不少人出現口舌生瘡、牙根腫痛、牙齦出血、大便秘結等內熱上火的症狀。加之春入機體代謝旺盛，胃納增強，胃酸等胃液分泌增加，情緒不穩易導致自主神經功能失調，因而容易引起胃潰瘍等病復發。

當春歸大地之時，一些對人體有害的致病源如微生物、細菌、病毒等也會乘虛而入。各種病蟲害猖獗給人們帶來了巨大的災害，在中國南方這種情況尤為明顯。春暖花開、繁花似錦的多風天氣，空氣中飄浮着各種花粉顆粒、楊柳絮、塵埃、塵蟎、真菌等，因此對過敏性體質之人最容易誘發變態反應，引起過敏性皮炎、過敏性鼻炎、哮喘以及蕁麻疹等。同時，由於時氣的變更，春季人體內分泌發生變化，易誘發出血性疾病如鼻出血等，更甚者可導致腦溢血。此外，春天還是結核病、甲肝的高發季節，均應重視預防和調理。

# 2 | 春季家居養生

## 養陽、護肝、健脾正當時

春季養生首先要注意養陽，應當早睡早起，使人的生活作息習慣適應春季陽氣初升的特點，飲食注意清淡，平素避免辛辣刺激之品，同時要避免過度勞累，不可出汗太過，損害陽氣。

春氣通於肝，此時肝膽經脈的經氣也越發旺盛和活躍，故春日宜護肝。春季護肝是多方面的，首先要重視精神調養，應戒暴怒，更忌情懷憂鬱，要做到心胸開闊，樂觀向上，保持恬靜、愉悅的心態，以順應肝的調達之性。

在飲食上春季應該少吃酸味，多吃甜味，以養脾之氣，如山藥、藕、芋頭、蘿蔔等。另外，春季為陽氣發越之季，應少食辛辣、油膩之物。

## 春季宜早睡早起

《黃帝內經》指出：“夜臥早起，廣步於庭，被髮緩形，以使志生”，意謂春天人們應當晚一些睡，早點起，以適應自然界的生發之氣。起床後宜披散着頭髮，舒展着形體，在庭院裏信步漫行，這樣就能達到使思想意識、靈感生發不息。也就是說春季，萬物復甦，人們應該適應自然，做到早睡早起，在春光中舒展四肢，呼吸新鮮空氣，以順應春陽萌生的自然規律。

早睡，並不是說天未黑就入睡，而應當與日起日落相吻合。如今人們的活動已打破時間的限制，無節制的夜生活給健康帶來了許多負面效應，因此更不可三更半夜才入睡。早起，並不提倡天未亮就起床。起得太早，人體的生物鐘尚處於休息狀態，此時的血壓、體溫、心跳、呼吸及腎上腺激素還停留在睡眠中，不適合運動。因此，凌晨時分就跑到樹林或公園裏鍛鍊，不符合春季養生的宗旨。而且，此時太陽尚未升起，地面還聚着較多的污濁空氣，對人體極為不利。另外，綠色植物夜間呼吸時會排出二氧化碳，只有待太陽出來後，植物進行光合作用時，才會吸收二氧化碳、排出氧氣，此時進行鍛鍊對人體才有益。

睡眠時，頭部應朝向東方。睡前應用熱水洗腳，使全身暖和、舒適，並用雙手按摩雙足，尤其是湧泉穴，以推動血氣運行，溫補臟腑，安神寧心，消除疲勞，使睡覺更加安穩。

早晨起來，要先使頭腦清醒，再睜開眼睛。然後閉目將雙手搓熱，溫熨雙眼，並將眼睛左右各旋轉片刻，然後猛然睜開雙眼，由此除去眼中的風火。

另外，養成中午午睡的習慣也有助於身體健康。大腦不可能長時間處於興奮狀態，除了夜晚睡眠時長時間處於抑制狀態，中午飽食之後，也會短時間處於明顯的抑制狀態。這主要是因為飽食後有更多的血液流向胃部，腦部血液供應減少，以致大腦功能受到某種程度的抑制。春天，由於氣候的原因，這種抑制更為明顯。這時進行適當的休息，可以消除疲勞，使精力充沛，還可以增強免疫功能，一般而言，午睡都在午飯後半小時到一個小時左右進行。午睡最好的方式是脫衣躺下睡，讓周身放鬆，而不要坐着或和衣而睡。時間以半小時左右，最多不要超過 1 小時。睡不着也可以，閉目養神，也能收到午休的效果。

## "春睏" 是怎麼回事？

　　春天，人們常感到睏倦乏力，精神不振，昏昏欲睡，早晨醒來也較遲。道理何在呢？

　　春睏不是病，而是一種正常的季節性變化時出現的生理現象。原因是：冬天為了防止散失大量的熱能，人體在中樞神經系統的調節下，整個皮膚的血管處於收斂狀態。而到春天，由於天氣變暖，大地復甦，皮膚血管和毛孔漸漸擴張，皮膚的血流量大大增加，但由於人體內血液的總流量是相當穩定的，供應皮膚的血流增加，相對來說，供應給腦的血液就會減少；此外，春天日長夜短，人們的睡眠時間相對減少，所以，使人感到睏倦，愛睡覺。

　　春天睏倦雖不是病態，但因為影響到學習和工作效率，必須設法消除。

　　**早睡早起**：春季有了良好的休息睡眠，人體才能得到調整和補充，進一步促使機體承受緊張度能力增加，減少白天的睏倦。睡懶覺不能增加大腦的血液供應，反而會引起人的惰性，越睡越睏，越睡越懶。還有一點值得注意的是，春日裏盡量不要熬夜，以免誘發和加重"春睏"。

**做頭皮操**：春季，堅持做頭皮操，能消除大腦睏倦。其方法是：先用雙手十指自然屈指並攏，用指端自前向後、自中繞至兩側，對整個髮際較有力地劃摩 10 次；再用十指依前順序較有力地一點一點地按壓 3 遍；再用十指依前順序做短距離往返搔抓 3 遍，每個搔抓區抓 5 下；最後用十指依前順序輕緩按摩 5 遍。每日晨起、晚睡前各做 1 次，可使精力旺盛，思維敏捷，是消除腦疲勞睏倦的簡單有效的方法。

**視覺刺激**：春季，走出戶外，舉目遠眺，讓美麗的大自然景色盡收眼底，給自己以視覺上的良好刺激，有助於消除春睏。

**飲食調攝**：科學的飲食對解除睏倦也有積極的效果。春季飲食宜清淡、新鮮、易消化，青菜、胡蘿蔔、馬蘭頭、薺菜、小白菜、荸薺等食物是最佳的選擇。盡可能少吃肥肥膩膩的肉食類食品，以便於腸道的消化吸收；適量多吃一些薑等辛味食物，它們有祛濕、避穢濁、促進血液循環、興奮大腦中樞的作用。同時，還可用生薏米 30 克、扁豆 20 克、淮山藥 10 克煮粥吃，或用木棉花 20 克、赤小豆 15 克煎茶喝。採取上述方法，對消除春睏能起到較好的效果。

科學用腦：科學用腦，就是讓左腦半球得到適當的休息。大腦的功能，有不同的左右兩半球。在春季日常工作學習中，左腦半球主要負責語言、數學、抽象思維等，腦力勞動者的右半球較少應用，相對輕鬆一些。因此，當頭腦不清醒和脹痛時，應放下手頭的工作，聽聽音樂、賞賞花草、做做體操，讓右腦半球得到啟動和使用，左腦半球適當休息。更重要的是，運動能使人體耗氧量最大的大腦及時得到補充和供給，有利於去睏解乏。

刷牙洗臉：刷牙洗臉是一種消除春睏的極為便利而簡單的有效方法。當睏倦之意襲來時，可採用具有芳香味的牙膏刷牙漱口，用冷水洗臉。這樣可以提神醒腦。

但是值得注意的是，其中也含有一些病理因素，一些"春睏"是疾病的表現。比如：精神病發作前所出現的抑鬱症狀，肝炎前期的低熱嗜睡現象，糖尿病、心臟病等慢性病因體虛引起的睏乏。有人還發現，高血壓患者在春天嗜睡，哈欠頻頻，很可能是中風的先兆。因此，疾病引起的"春睏"，應及時去醫院檢查確診。

## 春季要防春寒

春到大地，給萬物帶來了生機，然而早春卻寒意正濃，人們仍覺得很冷，所以，民間有"春天凍人不凍水"的諺語。原因何在？

其一，春天是冷暖氣團的過渡時期，北方冷空氣的勢力還很強，導致了春天多風的天氣。風速越快，人體散失的熱量也越快越多，人也就覺得更加寒冷。這種看起來似乎天氣暖和了，而實際上人們仍感覺相當冷的情況，在初春季節尤其明顯。

第二，地球表面的熱量幾乎全部來源於太陽光，但空氣直接從太陽光中吸收的熱量很少。原因是太陽光的能量首先被地面吸收，轉化為熱能再由地面將熱量傳送給空氣。所以，白天越是靠近地面，空氣溫度就越高些。冰雪凍土在陽光照射下融化得也早一些。但冰雪凍土融化過程中又需要吸收空氣中大量的熱，使得地面溫度不可能上升得很快，以致人們仍然感到寒冷。

鑒於上述原因，春天除了防止風邪傷人，亦需要防寒，尤其是在早春時節。古語道："吃了端午粽，還要凍三凍"，就是提醒人們當心春天裏的"冬天"。就拿腦血管病來說，腦血管病的發病率和死亡率高峯皆在每年 1-2 月份。這與大氣中溫度和相對濕度低變化關係密切。

那應採取甚麼措施呢？其實也就是要防寒保暖。氣溫變化是腦中風的一個危險因素，寒冷時腦血管患者發病率高。由於春寒、溫度低，體內腎上腺素等分泌增加，血管收縮、血壓上升，從而導致腦血管溢外。對於中老年人來說，室溫最好保持在 15℃以上，睡眠時蓋的稍厚一點，以不出汗為原則；衣服不要脫得太快。要多飲茶，多喝薑液、食用菌湯，多吃草菇、香菇、平菇、蘑菇等湯菜。

# "春捂" 防病

"春捂秋凍" 是一句養生諺語，這是人們維護身體健康的經驗，有一定的科學道理。"春捂" 就是説春季氣溫剛轉暖，不要過早脱掉棉衣。冬季穿了幾個月的棉衣，身體產熱散熱的調節與冬季的環境溫度處於相對平衡的狀態。冬去春來，是從冷轉熱的過渡階段，天氣雖然已經暖起來，但是氣候經常變化，往往是太陽出來後，風和日暖，遇到颳風下雨就會冷起來。由於人們在冬天已經習慣了多穿衣服，到了春天如果把衣服脱得太多，就會不適應氣候變化而容易着涼得病。所以，人們在初春季節要有意捂着一點，慢慢地減衣服。

"春捂" 是傳統的養生之道，"春捂" 的原則是過猶不及，不 "捂" 不行，"捂" 過頭也不成，掌握好 "春捂" 的尺度非常重要。一年之計在於春，只有掌握春季養生法，才能為新一年的健康打好基礎。

**穿衣應下厚上薄**：春天防寒要注意好兩頭，照顧好頭頸和雙腳。尤其是老人，若在乍暖還寒的氣溫下，過早摘掉帽子和圍巾，易遭受風寒侵襲，導致傷風感冒加重頸椎病的症狀。人體下半部血液循環比上半部差，易受風寒侵襲，故寒多自下而生，因此春季穿衣應注意 "下厚上薄"。早春時節，有些人常早早地換上春裝，把衣褲鞋襪穿得過於單薄。而人體下部血液循環要比上部差，很容易遭到風寒侵襲。這時寒氣與濕氣就會悄悄地趁虛而入，尤其是裸露的膝關節，不知不覺間會感到痠脹不適，關節僵直等，從而引發關節炎。

**冷空氣到來前 24-48 小時未雨綢繆**：許多疾病的發病高峯與冷空氣南下和降溫持續的時間密切相關。最明顯的就是感冒、消化不良，在冷空氣到來之前便捷足先登。因此，捂的最佳時機，應該在氣象台預報的冷空氣到來之前 24-48 小時，晚了則猶如雨後送傘。

**15℃是春捂的臨界溫度**：對兒童、老人等需要"春捂"的人群來説，15℃可以視為捂與不捂的臨界溫度。也就是説，當氣溫持續在 15℃以上且相對穩定時，就可以不捂了。

**日夜溫差大於 8℃是春捂的信號**：春天的氣溫，前一天還是春風和煦，春暖花開，刹那間則可能寒流湧動，"花開又被風吹落"，讓你回味冬日的肅殺。面對溫度百變的春天，父母應得隨天氣變化為孩子加減衣服。而何時加衣呢？現在認為，日夜溫差大於 8℃是該捂的信號。

**7-14 天恰到好處**：捂着的衣衫，隨着氣溫回升總要減下來。但是減衣不能太快，否則會出現沒捂到位的現象。怎樣才算到位？醫學家發現：氣溫回冷需要加衣禦寒，即使此後氣溫回升了，也得再捂 7 天左右，體弱的孩子和老人才能適應。減衣過快有可能會讓他們凍出病來。

**"春捂"要有一定限度**：如果捂過了頭，同樣對健康不利。"春捂"並不是衣服穿得越多越好，而是強調脱衣要"遞減"，即衣物增減既要視天氣的變化情況而定，也要根據自身的體能素質。春季氣溫日差較大，早晚較冷，此時可適當捂一會兒。而晴日的中午時刻，氣溫一般都在 10˚C 以上，此時可適當減衣服。在增減衣物時，最好先聽聽天氣預報。天氣轉熱後，有些人還穿着很多衣服，甚至捂出了汗，冷風一吹反而容易着涼。

## 春季對居家環境的要求

春季也是細菌和病毒開始肆虐的季節，為保護健康，必須遠離這些引起人體病害的微生物，因此保持室內和室外的環境衛生就顯得相當重要。

**注意衛生**：首先，應該經常清掃居室，對一些不起眼的角落和陰暗死角可以噴灑殺蟲劑、消毒水，保持環境的清潔整齊，另外還可以養植花草，淨化室內外環境。對於家中的餐具，即使沒有傳染病人，也應當經常用洗潔精清洗，並用流動水清洗餐具表面的洗滌劑，有消毒碗櫃的還應當將餐具放在消毒櫃中進行消毒。

另外居室內要保持通風，淨化室內的空氣，減少室內空氣微生物含量。尤其在呼吸道疾病流行期間，要敞開門窗，增強空氣對流，保持室內空氣新鮮，減少污染機會。

衣服及被褥之類的家用生活用品，要經常用日光中的紫外光消毒，將衣服、被褥在陽光下照射 3-6 小時能達到消毒目的，減少細菌污染。

**重視綠化**：人生活在自然之中，適當的養植一些花草，能夠使人神清氣爽，心情舒暢，對保持人長壽也很

有作用。同時，現代的一些傢具，可能會散發出一些有
毒害的氣體，對人體健康非常有害，尤其是生活在擁擠
的城市之中，狹小的居室空間及周圍嚴重的空氣污染、
環境噪音等都會導致身體不適。

綠色植物不但可以吸收滯留在空氣中的大量的塵粒
和有害氣體，淨化空氣，還可以過濾放射性物質，消除
生活環境中的噪音，改善和調節人體生理功能。植物的
青綠色還可以吸收陽光中對眼睛有害的紫外線，還由於
色調柔和而舒適，有益於消除視覺疲勞，並使嗅覺、聽
覺以及思維活動的靈敏性得到改善。

春季的鮮花除了能淨化空氣、吸收噪音外，還可以
通過嗅覺和視覺調節人的情緒。如水仙花的香氣可使人
溫順纏綿，丁香的氣味能使人沉靜，蘭花、百合的花香
能使人愉快和爽朗。

因此，在冬去春來之時，一定要重視居室庭院綠
化。家庭綠化的重點是在陽台。在陽台上種些花卉，擺
上盆景，既可以美化環境，又對人體健康有好處。

但需要注意的是，蘭花、紫荊花、含羞草、月季
花、百合花、夜來香、夾竹桃、松柏、洋繡球花、鬱金
香這幾種花卉不宜放置在居室中。

## 春季房事要適度

為適應春季萌生的自然規律，房事次數應當較冬季
有所增加，不可對其加以過分的制約，但也不可放縱自
己。養生必須保持規律和諧的性生活，節慾可以保精、

養神，而縱慾卻促使早衰短壽。

在春天季節裏，為順應自然而又行房有度，一般來説，健康無病年輕夫婦，每週 2 次為好，中年夫婦每週一次為好，老年夫婦每兩週 1 次為好。實際可以結合體質強弱、生活習慣等酌情而定。

另外需要注意的是，春季並非受孕的最佳季節。因為，胎兒大腦皮層初步形成的時間是在母腹中的第三個月。如春季受孕，則其後適逢夏季，溫度升高，濕度大，孕婦的飲食起居諸多不便，容易影響胎兒的大腦發育。

# 3 | 春季運動養生

## 春季適宜的健身方式

經常進行身體鍛鍊，使血流增快，能促進新陳代謝，骨骼強健，增強腸胃蠕動，增加肺活量。由於冬季戶外活動的減少，人體的各系統功能不同程度下降，一到春季，溫度回暖，人體的各個系統的功能也被激活，因此要順應人體的生理規律積極參加戶外運動，以增強人體健康。下面介紹春季適合的健身方式。

**多旅遊**：因為在寒冷的冬季裏，身體被厚厚的棉衣捂了兩三個月，體溫調節中樞和內臟器官的功能亦有不同程度下降，肌肉和韌帶長時間不活動，更是萎縮不展，收縮無力，極需外出踏青賞景，既鍛鍊了身體，又陶冶了情操。特別是，春天的郊野，空氣清新，枝條吐綠，芳草茵翠，鮮花鬥艷，百鳥爭鳴，置身於如此優美的大自然懷抱，簡直令人陶醉，所以自古以來，人們最喜踏青遊春。

**多散步**：春暖花開之際，散步是一種值得推廣的養生保健方法。一天緊張繁忙工作之後，到街頭巷尾走一走，可以很快消除疲勞，由於腹部肌肉收縮，呼吸均勻乃至加深，利用血液循環，增加胃腸消化功能。眾多壽星的長壽秘訣之一，就是每日要有一定時間散步，尤其更重視春季散步，因為春季氣候宜人，萬物生發，更有助於健康。散步要不拘形式，量力而行，切勿過度勞累。

**放風箏**：放風箏能使人回歸自然，沐浴春風陽光，舒展筋骨，盡情呼吸新鮮空氣，吐故納新，活動全身筋骨。放風箏時，前傾後仰，時而奔跑，時而住腳，緩急弛張相間，可達到疏通經絡、調和氣血、強身健體的目的，對神經抑鬱、失眠健忘、肌肉疲勞等均有祛病養生作用。再者，放風箏時，雙眼凝視藍天，遠望風箏的飛行運動，可以調節視力，消除眼肌疲勞，從而達到防止近視眼、保護視力的目的。

**慢跑**：慢跑對於改善心肺功能、降低血脂、提高身體代謝能力和增強機體免疫力、延緩衰老等都有良好的作用。慢跑還有助於調節大腦活動，促進胃腸蠕動，增強消化功能，消除便秘。

**晨起伸懶腰**：之所以提倡晨起伸懶腰，是因為經過一夜睡眠後，人體鬆軟懈怠，氣血周流緩慢，故方醒之時，總覺懶散而無力，此時若四肢舒展，伸腰展腹，全身肌肉用力，並配以深吸深呼，則有吐故納新、行氣活血、通暢經絡關節、振奮精神的作用，可以解乏、醒神、增氣力、活肢節。中國醫學認為，"人臥血歸於肝"，"人動則血流於諸經"，經過伸懶腰，血液循環加快，全身肌肉關節得到了活動，睡意皆無，頭腦清楚，同時，激發了肝臟功能，符合春季應該養肝之道。

多做戶外活動：上面所說的春遊、散步，皆屬於戶外活動的範疇，因內容豐富，故單列一項介紹，但還有許多戶外活動都可以起到好作用：如登山、騎自行車、賞花、散步、踢毽子、練氣功、打太極拳等等。由於在室外，空氣中的"維他命"較豐富，這種"維他命"就是空氣中的負離子，負離子雖見不到，摸不着，卻無時無刻不在"飄遊"，十分利於骨骼的生長發育，對預防兒童的佝僂病和中老年人的骨質疏鬆症都十分有益。經常參加戶外運動，可以使人養成含蓄性情、穩健機智的性格，促進人身心健康。

## 春季運動的注意事項

注意防寒保暖：春天的氣候多變，尤其是在早春季節，戶外鍛鍊時肢體裸露部分不宜過大，以防受潮寒誘發關節疼痛；也不要在塵土隨風飄飛的地方鍛鍊，並要學會鼻吸口呼，不要嗆風。尤其是鍛鍊後應立即用乾毛巾擦乾身上汗水，及時穿上禦寒衣服，不要穿着濕衣服讓冷風吹，以免着涼引起疾病。

做好準備活動：運動前要讓肌肉和韌帶充分放鬆。先掄掄臂、踢踢腿、轉轉腰，身體的肌肉、關節活動開以後，再做劇烈運動。鍛鍊之後，要做整理活動或自我按摩，調整血液循環，防止肌肉僵化。

鍛鍊身體要全面：既要選做四肢伸展的動作，又要顧全背腹和胸腰部的屈伸動作。在鍛鍊中或鍛鍊後，不要在茸茸草地上隨處躺臥，因為這樣會引起風濕性腰痛或關節炎。鍛鍊時的最高心率應在每分鐘 130-150 次左右。

**注意鍛鍊時間**：在初春時晨練不要太早。這是因為早春二月，清晨氣溫低，冷氣襲人，如果太早外出鍛鍊易受"風邪"的侵害，輕者患傷風感冒，重者引發關節疼痛、胃痛、面神經麻痺、心絞痛等病。另外，黎明或天剛蒙蒙亮的時候，空氣並不清新，因為植物在夜間放出的二氧化碳濃度比較高，須待日出後植物才進行光合作用，吸收二氧化碳，釋放出氧氣，空氣新鮮度才能逐漸增高。所以春季晨練以太陽將出來時起床鍛鍊較為適宜。

對於一些老年人，在進行晨練後，往往會出現頭暈、心慌，或手腳發軟、站立不穩，甚至突然摔倒。出現這種情況的原因，是經過一夜的睡眠後，腹中已空，在沒有進食的情況下就進行強鍛鍊，由於運動導致能量供應不足，使大腦的功能受到影響，出現上述症狀。因此，老人春季鍛鍊最佳時間可選擇在傍晚或晚上。下午機體生物節律處於下降階段，適當運動可加速運轉。此外，花木綠茵處積聚了大量的氧氣，空氣也相對比早晨清潔，鍛鍊效果勝過晨時。

## 春季精神調養

春季在精神調養方面，着眼於一個"生"字。怎樣"生"呢？具體地說，在思想上要開朗、豁達，使情志生發出來，切不可扼殺。春季肝氣旺盛，肝又喜調達疏洩，惡抑鬱。故春季調神養生應保持樂觀情緒，心胸開闊，以免氣滯傷肝。只能助其暢達，而不能剝奪，只能賞心怡情，絕不可抑制摧殘。通過調節情志，使體內的陽氣得以舒發，保持與外界環境的協調與和諧。在風和日麗之時，如能與家人親友一道，踏青問柳、觀花賞景、抒發情懷，與大自然融為一體，則更合於順時養神之道。

春季溫度漸暖，人的生理活動也隨春季生物鐘發生變化，心理活動亦隨之而動。由於氣候變化無常，很多人難以適應，而對氣候變化敏感的人甚至無法忍受，易出現情緒波動。因此，在春季尤其要注意控制自己的情緒，適應自然規律，使自己性情豁達開朗，愉悅高興。

春天是疾病多發的時節，體弱者應增強自信、怡養精神，保持良好的精神狀態，使精力充沛，增強對春季氣候變化的適應能力，從而平安地度過春季。

## 春季養生功——六字訣"噓"法

六字訣的功法，是中國古代流傳下來的一種養生方法，為吐納法。它的最大特點是：強化人體內部的組織機能，通過呼吸導引，充分誘發和調動臟腑的潛在能力來抵抗疾病的侵襲，防止隨着人的年齡的增長而出現的過早衰老。

六字訣功法具有療效顯著、簡便易學、運用靈活、不出偏差等特點。

其具體功法練習方法有以下幾種：

**預備式**：兩腳平行與肩同寬，頭正項直，百會朝天，內視小腹，輕合嘴唇，舌抵上齶，沉肩墜肘，兩臂自然下垂，兩腋虛空，肘微屈，含胸拔背，鬆腰塌胯，兩膝微屈，全身放鬆，頭腦清空，站立至呼吸自然平穩。

　　整套功法都從預備式開始。每變換一個字都從預備式起。每次練功時，預備式可多站一會兒，以體會鬆靜自然，氣血和順之雅境。當放鬆之時，心中默唸、頭腦鬆、肩背鬆、沉肩垂肘、含胸拔背、心空、腹鬆、腰脊鬆、臀部鬆、兩腿鬆：膝鬆、足部鬆、五趾鬆、兩臂十指都放鬆。微覺輕微搖擺，鬆弛如肉之欲墜，呼吸微微綿綿如安睡狀態，再開始練功。

　　**呼吸法**：六字訣功法一律採用順腹式呼吸，先呼後吸。呼氣時讀字，同時提肛縮腎（收腹斂臀，二陰微提），重心自然後移至足跟（此為踵息法），注意不要有憋氣感。吸氣時，兩唇輕合，舌抵上齶，全身放鬆，小腹部自然隆起，空氣自然吸入。氣吐盡則胸腹空，天空之清氣自然由鼻孔吸入，萬不可着意，否則吸氣時流入經絡之氣難以下來，留於頭部易頭暈，留於胸部易胸悶。所以說呼有意吸無意。無意即順其自然，頭腦空，肌肉鬆，頭頂懸則氣下沉。六個字均用這種呼吸法。

　　**調息**：作用是調整呼吸，恢復自然，稍事休息。每個字讀六次後調息一次，採用自然呼吸法，舌抵上齶（也可採用順腹式呼吸）。具體做法為：兩臂從體側徐徐抬起，手心向下待腕與肩平時，以肘為軸使小臂外旋，轉至手心向上，隨即曲肘使指尖向上，高度不超過眉毛，再向內劃弧，兩手心轉向下，手指相對，然後似按球狀由胸前徐徐下落至腹前，兩臂自然下垂，恢復預備式。

此功法適應於肝炎、心臟病、腎結石、高血壓、低血壓、胃腸炎、氣管炎、神經衰弱、遺精、月經失調、青光眼等多種病症。

春季養生練功應以肝為主，在整體調養練習的基礎上，着重練養肝功法以達疏瀉肝火、平秘陰陽的作用。

**養肝之功用"噓"法：**首先用鼻子深深地吸一口氣，然後徐徐地用口呼出，呼氣的時候同時發"噓"音，只是意念發音而已。呼氣的時候，睜大眼睛，可以排出肝臟的邪氣和邪熱，也可以祛除四肢發熱、眼昏、胬肉、赤紅、風癢等症。反覆"噓"之，綿綿不斷，病好為止。但也不可"噓"之過度，過度了就會損傷肝氣。病好了又擔心"噓"之過度了，怎麼辦呢？不要緊，可在吸氣的時候發"噓"字音，這樣可以補益肝臟的虛損，同時還可以使其他臟腑的邪氣不得侵入。一般來說，使用六字訣時不可太過，恐損真氣。一個人如果能使心志內守，不為怒動，並時常保持一種喜悅的心情，那麼肝病就不會發生。所以春三月木旺之際，天地之氣生發，萬物繁榮茂盛，如果要使神志安寧，必須戒除一切殺傷的行為，這樣才合乎太清，以順應天地之間的生發之氣。每天晚睡早起，以合養生之道。

# 4 春季飲食養生

## 春季飲食講究"三春"

春天，萬物復甦，氣候由寒變暖，在飲食上應注意以下"三春"的不同。

**早春宜選辛溫之品，以助春陽之初發**：早春，陰寒漸退，郊外陽光初發，乍暖還寒。根據中國醫學"春夏養陽"的理論，在早春時節，適當吃些生薑、芥菜，不僅能祛散陰寒，助春陽升發，而且其中所含的鹼成分，還具有殺菌防病的功效。

韭菜雖然四季常青，終年供人食用，但以春天吃最好，正如俗話所説："韭菜春食則香，夏食則臭。"春天氣候冷暖不一，需要保養陽氣，而韭菜性溫，最宜人體陽氣。李時珍亦説："韭葉熱根溫，功用相同，生則辛而散血，熟則甘而補中，乃肝之菜也。"

所謂肝之菜，是説吃韭菜對肝的功能有益。中國醫學認為，春季與人體五臟之一的肝臟相應，春天，人體肝氣易偏旺而影響到脾胃的消化吸收功能，但春天多吃些韭菜，可增強人體脾胃之氣，從這個角度來説，也宜多食韭菜。由於韭菜不易消化，一次不要吃得太多。此外，胃虛有熱，下部有火和消化不良者，皆不宜食用。

春天能溫補陽氣的食物還有不少，這裏就不一一列舉了。總之，春天宜多食溫，當然對於陰虛有火之人，又要另當別論了。另外，還可適當吃一些蛋黃、牛奶、豆漿等營養品，以供人體各組織器官功能日趨活躍的需要。此時宜少吃寒性食品，以免阻遏陽氣發越。

**仲春宜多食甜，少食酸**：唐代藥王孫思邈說："春日宜省酸，增甘，以養脾氣"，意思是當春天來臨之時，人們要少吃點酸味的食品，而要多吃些甜味的飲食，這樣做的好處是能補益人體的脾胃之氣。中國醫學認為，脾胃是後天之本，人體氣血化生之源，脾胃之氣健壯，人可延年益壽。但春為肝氣當令，肝的功能偏亢，根據中醫五行理論，肝屬木，脾屬土，木土相剋，即肝旺可傷及脾，影響脾的消化吸收功能。中醫又認為，五味入五臟，如酸味入肝，甘味入脾，鹹味入腎等。若多吃酸味食品，能加強肝的功能，使本來就偏亢的肝氣更旺，這樣就會大大傷害脾胃之氣。所以，在春天，人們要少吃些酸味的食物，以防肝氣旺；而甜味的食品入脾，能補益脾氣，故要多吃一點。這類食物有：棗、山藥、大米、小米、糯米、高粱、薏米、豇豆、扁豆、黃豆、甘藍、菠菜、芋頭、紅薯、馬鈴薯、南瓜、黑木耳、香菇、桂圓、栗子等。研究證實，經常吃山藥或大棗，可以提高人體免疫能力。如果將大棗、山藥、大米、小米一起煮粥，不僅可以預防胃炎、胃潰瘍的復發，還可以減少患流感等傳染病的機率。春應在肝。肝稟風木，仲春時節，肝氣隨萬物升發，而偏於亢盛，肝過旺可傷脾（木剋土），影響脾胃運化。因此，春日宜省酸增甘，以養脾氣。在這個時節，可適當進食大棗、蜂蜜、山藥、鍋巴之類滋補脾胃的食物，少吃過酸或油膩等不易消化的食品。

**晚春以清淡飲食為主**：在適當進食優質蛋白質類食物之外，可飲用綠豆湯、赤豆湯、酸梅湯及綠茶，防止體內積熱。不宜進食羊肉、狗肉、麻辣火鍋以及辣椒、花椒、胡椒等大辛大熱之品，以防邪熱化火，變發瘡癤癰腫等疾病。

## 春季宜吃的蔬菜

因為人們經過冬季之後，較普遍地會出現多種維他命、無機鹽及微量元素攝取嚴重不足的情況，如春季常見人們發生口腔炎、口角炎、舌炎、夜盲症和某些皮膚病等現象，這些都與新鮮蔬菜吃得少所造成營養失調有關。因此，春季到來，人們一定要多吃點新鮮蔬菜。早春之時，應注意多吃菠菜、芹菜、萵筍、胡蘿蔔、花菜、柿子椒、嫩藕、油菜、綠豆芽等黃綠色蔬菜和時令水果，以補充維他命、無機鹽和微量元素的不足。

**菠菜**：春天蔬菜的主要品種之一，又叫波斯菜，從尼泊爾傳入中國。菠菜柔嫩味美，營養豐富，蔬藥兼優。中醫學認為，菠菜有養血、止血、潤燥之功。菠菜對衄血、便血、壞血病、消渴、大便澀滯、高血壓、腸結核、痔瘡等病有一定療效，並能促進胰腺分泌，幫助消化。下面僅舉幾例菠菜食療方：

（ⅰ）若是高血壓，便秘、頭痛、面紅者，可用鮮菠菜洗淨放入開水中燙上三五分鐘，取出切碎用少許香油、鹽等伴食，一日二次當菜食用很有療效。

（ⅱ）若是糖尿病，可用菠菜根洗淨 60 克、雞內金 15 克，水煎代茶飲；或將菠菜根切碎，雞內金研末同米煮粥食用亦可。

（ⅲ）若是夜盲症，用鮮菠菜一斤搗爛，榨取汁，每日一劑，分三次服用，但須常用才有效。

菠菜不宜過量食用，因為菠菜含有草酸，草酸進入人體後，與其他食物中含的鈣質結合，形成一種難溶解的草酸鈣，這就不利於人體對鈣質的吸收。

芹菜：春季的時令佳蔬，特別是鈣、鐵的含量較高，居新鮮蔬菜之首。因此，春季宜多食用，對身體健康大有益處。唐朝著名詩人杜甫讚美芹菜"香芹澗羹，皆美芹之功"。孟子也説"置芹於酒醬中香美"。由此可見，芹菜作為一種春季美味佐料，早已為人們所熟悉了。

芹菜，葷素皆宜，既可炒食，又可涼拌，亦可作餡。芹菜營養豐富，富含蛋白質、碳水化合物、脂肪、維他命和鈣、磷、鐵以及果膠、藻膠等物質，而且還含有有益於心臟的化合物，且熱量低，既是減肥食品，又能降低血脂，預防心臟病。春季，常吃芹菜對高血壓、血管硬化、神經衰弱、小兒軟骨病等有輔助治療作用。芹菜中還含有元荽揮發油、甘露醇、環己六醇等，不僅具有較高的營養價值，而且有健神醒腦、潤肺止咳、除熱祛風、甘涼清胃和降低血壓、軟化血管、明目利齒的功能。

現代臨床研究證明，芹菜有降壓作用和中樞鎮靜作用，對治療高血壓有着較好的療效。用鮮芹菜 250 克，清洗乾淨，切細，絞取汁液，每次服用 20 毫升，每天服用 2 次，幾次就可見效。

**萵筍**：萵筍，又名萵苣，產期以春初和秋末為時令，春筍質量尤佳。萵筍中含有多種維他命和無機鹽，其中以鐵的含量較豐富，因萵筍中的鐵在有機酸和酶的作用下，易為人體吸收，故食用新鮮萵筍，對治療各種貧血非常有利。尤其是萵筍中還含有一種酶，能消除強致癌物質，有一定抗癌作用。萵筍中的尼克酸，是人體裏一些重要酶的成分，可激活胰島素，促進糖的代謝，對糖尿病的老人非常有益。此外，萵筍中的氟可幫助牙齒和骨骼的形成。

一些人吃萵筍，常把萵筍葉扔掉，這是一種很大的浪費，因為萵筍葉的營養成分高於萵筍，其中胡蘿蔔素高 100 多倍，維他命 C 高 15 倍，因此，不宜拋棄。

**蕹菜**：蕹菜又名空心菜，味甘性平。可炒，可煮湯，可涼拌。因為味淡，常不被人們重視，忽略了它的藥用價值。因它能解毒，如解毒蕈類、砒霜、野葛、木薯等中毒；治蜈蚣、毒蛇咬傷；治淋濁便血、婦女白帶、肺熱咯血、鼻出血及無名中毒。

**蓬蒿菜**：味甘辛，性平。早在唐代已列為食療之品。蓬蒿菜有明顯的平肝、清虛熱作用，對肝陽上亢者如高血壓頭昏腦漲、煩熱頭昏、睡眠不安及熱咳有痰等症有良好的療效。其有潤腸通便之功，尤宜於內熱便秘者。

　　**香椿**：是椿樹的一種。每當春暖花開的時候，它便生長出嫩綠的枝芽來，這就是俗稱的香椿頭。可惜的

## 表 2.1 香椿的五種吃法

| 菜式 | 做　法 |
|---|---|
| 醃香椿 | 將香椿清洗乾淨，晾乾，加適量食鹽，用手揉搓，促使葉片軟化和鹽分滲入。然後，將香椿裝進潔淨的菜罐或盆中，加蓋，醃製 3-5 天，便可食用。 |
| 香椿拌豆腐 | 把豆腐切成 2-3 厘米的方丁，香椿加少許食鹽，放入盆內，倒入開水適量，蓋嚴，浸泡 5 分鐘後取出，切成碎末拌入豆腐丁，加入香油、味精、食鹽調拌即成。 |
| 雞蛋炒香椿 | 將香椿清洗乾淨，切成碎末，打進幾個雞蛋，加入適量食鹽，拌勻，放熱油鍋內炒熟即成。 |
| 香椿泥 | 將香椿清洗乾淨後，放上食鹽，愛吃辣的也可放適量辣椒，搗爛如泥狀，吃時再放點香油調勻即成。 |
| 香椿末 | 如果香椿葉老了，可製成香椿末食用。方法是：將香椿老葉清洗乾淨，曬乾，搗研成粉末，裝入容器封好。在燒湯或做菜時加入適量香椿末，不見椿而聞其香。 |

是，香椿的"青春"太短，要不了幾天就會變得葉大枝粗，失去了鮮香的味道。所以，香椿最好是穀雨前就採摘。正如民間俗話所說："雨前椿芽嫩如絲，雨後椿芽生木質。"

香椿入饌，食用方法很多，可烹調出多種特色菜餚。各地春季食用香椿的方法很多，表 2.1 介紹香椿的五種吃法。

香椿入藥，其藥用價值較高。中醫認為，香椿性味辛、甘、苦、平，具有清熱解毒、化濕殺蟲的作用，適合腸炎、痢疾、尿道炎、子宮炎、疔、疽、漆瘡、疥瘡、斑禿等患者食用或外用。

**竹筍**：即竹的嫩莖，古人又稱之為"竹萌"、"竹胎"。自古以來，竹筍被列為"蔬中第一品"，深受人們的喜愛。

竹筍可分為冬筍、春筍、鞭筍三類。陽春三月，細雨霏霏，青翠竹林，春筍紛紛破土而出。春筍為斑竹、百家竹春季生長的嫩筍，色白、質嫩、味美。春筍不僅肉質豐脆，味香醇甜，且營養豐富，含有人體不可缺少的蛋白質、脂肪、糖類和 B 族維他命、維他命 C、維他命 E 以及鐵、鈣、磷等礦物質，所含氨基酸高達 16-18 種，筍中還含有大量的纖維素，對高脂血症、高血壓、冠心病、肥胖症、糖尿病、腸癌及痔瘡均有較好的食療作用。

春筍作為佳蔬入饌，燒、炒、煮、燉、燜、煨皆成佳餚。由於它有吸收其他食物的鮮味的特點，所以，可輔以食用菌、葉菜類等素菜合燒。

春筍又是一種很有療效的良藥。中醫認為，春筍味甘性寒，有「利九竅、通血脈、化痰涎、消食脹」和「清腸、透毒、解醒、發痘疹」及「主消渴、利水道、益氣」等功效。歷代中醫常用竹筍治療保健。如芝麻油燜春筍，能化痰消食。小兒患麻疹，可用嫩筍尖做湯食用，能透發出疹，縮短病程。用春筍可煮粥、拌食，有解酒作用。春筍還具有吸附脂肪、促進食物消化的功能，常食對單純性肥胖者也大有裨益。

黃豆芽：春天風大、乾燥，人們的活動量不斷地增加，如果體內缺乏維他命 B12，就很容易患唇炎、口角炎等疾病。黃豆芽是一種含維他命 B12 豐富的蔬菜，春季乍暖還寒時，很多新鮮蔬菜還未上市，黃豆芽可謂家常菜餚，既經濟又有營養價值，經常食用黃豆芽，可以防治維他命 B12 缺乏症。

購買黃豆芽，以選擇剛露頭的黃豆芽為好。因為，黃豆芽長得過長，維他命 B12 的含量會減少。在烹飪過程中，應注意將黃豆芽炒熟，並加上適量的醋，以便維他命 B12 少受損失。

## 春季宜吃的野菜

仲春時節，正值各種既具營養又有療疾作用的野菜繁茂榮盛之時，如薺菜、馬齒莧、魚腥草、蕨菜、竹筍、香椿等野菜，應不失時機地採食。

薺菜：「城中桃李愁風雨，春在溪頭薺菜花。」每至清明節前後，薺菜莖葉鮮嫩，是採集的大好時節。薺菜含有豐富的氨基酸、蛋白質，多種維他命、糖類、無機鹽類及鈣、磷、鉀、鐵、錳等多種有益成分。薺菜的吃法多種多樣，無論炒、煮、燉、煎，還是做餡做湯，或做成春卷，吃起來皆清香可口，鮮而不俗，別有一番風味。

馬蘭頭：又名路邊菊、雞兒腸、紅梗菜等。馬蘭頭有白梗、紅梗之分，以紅梗為佳。中醫認為，馬蘭頭性平，味甘，微寒，具有養肝血，清肝火，清熱解毒的功效。同時，也有較好的補血和明目作用。適合肝炎、高血壓、眼底出血、青光眼、目赤脹痛等症患者服用。尤其對青光眼、目赤脹痛效果更好。

在春季裏，馬蘭頭的服食方法是很多的。如可以用來製作涼拌菜，亦可以用來做餡包餃子，曬乾後，可以燒成美味可口的菜餚。若目赤脹痛，可以用菊花腦各半，製成涼拌菜。

菊花腦：又名菊花郎、菊花頭，即野菊花的嫩苗。中醫認為，菊花腦性平，味甘微苦，用水煮沸後，則味不苦。具有清肝明目和良好的解毒作用。適合高血壓、大便秘結、目赤腫痛等症患者食用，具有較好的防治作用。

在春季裏，菊花腦涼拌、熱炒、煮湯皆可。

蒲公英：又名黃花地丁、乳漿草、古古丁等。中醫認為，蒲公英性味苦微甘，無毒。具有清熱解毒，強筋壯骨的功效。適合肝炎轉氨酶升高、膽囊炎、赤眼、乳病（急性乳腺炎）等疾病患者食用，具有良好的治療作用。

茵陳蒿：一年生菊科植物。中醫認為，茵陳蒿性味苦、平，微寒，無毒。用茵陳蒿做菜，主要是採集嫩苗，老的只能作藥用。民間有"三月茵陳四月蒿，五月茵陳蒿當柴燒"之說。在中國民間，至今仍有以米粉作茵陳糕餅的習慣。

茵陳蒿有擴張膽管和促進膽汁排洩的作用，並有促進肝細胞再生的功能。

魚腥草：中醫認為，魚腥草味辛，性寒涼，具有利尿、解毒、消炎、排毒、祛痰的作用。

枸杞頭：是茄科植物枸杞的嫩莖葉，又名地仙苗、天精草和枸杞菜等。中醫認為，枸杞頭性涼，味甘微苦。具有補肝腎，益精氣，清熱除渴，明目的功效。適用於治療高血壓、糖尿病、性功能衰退、視力減退等疾病。

這裏要說明一點，有的人在蔬菜少的春天，常常用多吃水果的方法來代替蔬菜，這種做法不可取。因為水果不能代替蔬菜，儘管水果和蔬菜確有不少相似之處。

## 春季食忌

**櫻桃忌與動物肝臟同食**：春季，櫻桃是鮮果中最先上市的佼佼者，故有"春果第一枝"的美稱。櫻桃，又叫含桃、荊桃。它不僅形味俱美，而且營養豐富。它含胡蘿蔔素比蘋果、橘子、葡萄多 4-5 倍；此外，它含 B

族維他命、維他命 C 也較為豐富。

櫻桃雖然好吃，但忌與動物肝臟同時食用。因為動物肝臟中含有豐富的銅、鐵離子，而銅、鐵離子可以使維他命 C 氧化為去氫抗壞血酸，使食物的營養價值降低。

**忌多食或偏食蘑菇**：忌多食或偏食蘑菇。有毒的蘑菇更忌食用。有些毒蘑菇與飯同炒，則會使飯變黑。這是一個鑑別方法。食用有毒的蘑菇，很容易導致食物中毒，出現頭暈、頭痛、嘔吐、腹瀉等症狀。

**兒童忌多吃春筍**：江南二月，春雨過後，春筍紛紛破土而出，茁壯成長，此時正是春筍嚐鮮的時節。春筍是春季的時令美食佳品。但是，兒童忌多吃春筍。因為春筍中含有大量的草酸，而草酸很容易與鈣結合成草酸鈣，影響人體對鈣、鋅的吸收和利用。由於兒童骨骼發育尚未成熟，如果體內缺鈣，會造成骨骼畸形，容易患佝僂病。兒童長期缺鋅，也會導致發育遲緩，智能低下。所以，12 歲以下兒童忌多吃春筍。

**春季食用菠菜禁忌**：菠菜雖是有益的蔬菜，下面是必須注意的四個禁忌。

（ⅰ）忌吃未用開水燙的菠菜：菠菜是春季人們餐桌上的時令蔬菜之一。但是，炒菠菜前應該用開水燙，這樣能去除菠菜含有的草酸與澀味。只有去掉草酸，才有利於人體吸收菠菜中的鈣質。若未用開水燙後炒食，既影響口味，又使營養價值降低。所以，春季忌吃未用開水燙的菠菜。

（ii）菠菜忌去根：人們在擇菠菜時，往往習慣上僅食用其莖葉，誤認為根老不好吃，而將其摘掉，這是錯誤的。菠菜的根是紅色的，莖葉為綠色，所以，很久以來，它就有一個美名為“紅嘴綠鸚哥”。我們強調春季吃菠菜忌去根，並非是簡單地以其色澤搭配好看為出發點的。菠菜根營養豐富，含有纖維素、維他命和礦物質，卻不含脂肪。食用菠菜最好的方法是：將鮮菠菜帶根放沸水中略燙數分鐘，用芝麻油拌食，可利腸胃，適於治療高血壓和便秘等病症。菠菜根儘管含有粗纖維，但在其抽薹開花之前食用，不但不覺老韌，反而感到爽脆。

（iii）孕婦、兒童忌常食菠菜：人們一直都認為，菠菜含有大量的鐵，具有補血功能，把菠菜當作孕婦、兒童、病人理想的補血食品。其實，菠菜中鐵的含量並不多，其主要成分是草酸，而草酸對鋅、鈣又有着不可低估的破壞作用。

鋅和鈣是人體不可缺少的微量元素，如果人體缺了鋅，就會感到食慾不振、味覺下降；兒童一旦缺了鈣，有可能發生佝僂病，或出現雞胸、羅圈腿以及牙齒生長遲緩等現象。如果孕婦過多食用菠菜，同樣會出現缺鈣和鋅的症狀，無疑對胎兒發育不利。同時，因孕婦比正常人需鈣和鋅量都高，從養護的角度講，應較多地攝入富含鈣和鋅的食物。

（iv）忌將豆腐與菠菜一起炒煮：豆腐含有豐富的鈣質，是人體特別是小孩十分需要的。而菠菜含有大量的草酸，當它遇到豆腐中的硫酸鈣、氯化鎂時，就生成不能被人體吸收的草酸鈣、草酸鎂的白色沉澱物，從而破壞了豆腐中的鈣質。所以，烹調忌將豆腐與菠菜一起炒煮。

**春季食用香椿禁忌**：少吃醃製品及忌與動肝臟同食。

（ｉ）春末夏初忌多食醃製的香椿：春末夏初，椿芽漸老，生吃就不適口了。農家大批摘下來，用細鹽醃製，顏色就轉變為黑色。但是，其香味仍然不減。

醃製的香椿含鹽分較多，可使鈉水滯留，血容量增多，容易增加心、腎臟器的負擔，引發心、腎系統的疾病。同時，醃製的香椿含有亞硝胺，亞硝胺致癌作用甚強，多食久食，往往會誘發癌症，慢性胃炎患者發病率尤高。所以，春末夏初忌多食醃製的香椿，腎功能不良者更不宜食用。

（ⅱ）香椿忌與動物肝臟同食：椿樹三月間茁發新芽，農家便採摘出售，幼葉非常細嫩，帶有一種清香，備受人們的喜愛。

香椿屬富含維他命 C 的蔬菜之一。如果香椿和動物肝臟同時食用，動物肝臟中的銅、鐵離子，極容易促使維他命 C 氧化而失效，導致營養成分大為下降。所以，春季香椿忌與動物肝臟同食。

**春季食用韭菜禁忌**：孕婦忌食、忌生食，勿與蜂蜜同食。

（ｉ）孕婦忌食韭菜：韭菜，是春季營養豐富的蔬菜。現代醫學研究證明，韭菜對子宮有明顯的興奮作用，如果孕婦食用，很容易導致胎動不安，或導致流產。所以，春季孕婦忌食韭菜。

（ⅱ）韭菜忌生食：韭菜富含纖維素，難以消化。它不像葱蒜可剝皮後生食，因為食用部分離地面較近，常有微生物、寄生蟲卵附着，且分株較多，不易淘洗乾淨，生食容易感染疾病。所以，春季韭菜忌生食。

（ⅲ）韭菜忌與蜂蜜同時食用：韭菜含有豐富的維他命C，與蜂蜜同時食用，所含的維他命C很容易被蜂蜜所含的礦物質銅、鐵離子氧化，而失去作用。同時，又因為蜂蜜性滑利通腸，韭菜含有豐富的纖維素，能夠導瀉。二者同食，也同樣會導致洩瀉。所以，《本草品匯精要》說："不可與蜂蜜食用。"

**春季孕婦忌食薺菜**：在中國民間有這麼一句俗話："春來薺菜勝羔豚。"但是，實驗表明，薺菜的提取物醇有類似催產素一樣的令子宮收縮的作用，煎劑灌胃具有同樣的作用。如果孕婦食用薺菜，很容易導致妊娠下血或胎動不安，甚至導致流產。所以，春季孕婦忌食薺菜。

**春季忌食用化肥生發的綠豆芽**：綠豆芽又名豆芽菜、銀針菜。在春季蔬菜淡季時，綠豆芽成為人們餐桌上的常吃菜餚之一。但是，用化肥生發的綠豆芽，由於化肥中有含氮類化合物，在細菌的作用下，可轉變為亞硝胺而存在於綠豆芽中。亞硝胺可以使人患胃癌、食道癌、肝癌等。所以，春季忌食用化肥生發的綠豆芽。

**春夏之交發育期兒童忌食用蠶豆**：每年的春夏之

交，備受兒童喜愛的蠶豆陸陸續續上市了。蠶豆雖好吃，營養也比較豐富，但是，發育期兒童忌食用蠶豆。因為，蠶豆中含巢菜鹼甘，攝入巢菜鹼甘過量，可以抑制兒童的生長發育。

**春季食用野菜宜忌**：忌過量、須浸泡、忌吃樹上野菜。

（ⅰ）忌過量食用野菜：春季，被污染的溝渠河邊，野菜生長得依然茁壯鮮美。但是，採食者由於無法分辨出哪些野菜被污染了，哪些野菜有毒，哪些無毒，仍然盲目地長期食用野菜，致使後患無窮。所以，春季忌過量食野菜。

（ⅱ）忌不浸泡：春季為食用野菜的最佳時節。但是，食用野菜應浸泡。因為，在野菜中，如山藥菜、山蒜等一些野菜，含有微毒，如果不經浸泡即烹調食用，往往會使人周身不適。所以，這類野菜，在煮食之前，務必要在清水裏浸泡兩小時以上，進行解毒處理，方能食用。

（ⅲ）樹上的野菜忌炒吃：春季，生長在樹上的野菜品種，備受人們的喜愛，如刺嫩芽、榆樹錢等。這類野菜，烹調有講究，宜蒸吃或做醬吃，忌炒着吃。因為炒着吃既黏又澀，難以下嚥，營養價值也大大下降。

（ⅳ）春季忌多食苦味野菜：中醫認為，苦味野菜性味苦涼，春季食用，具有解毒敗火作用。但是，如果過量食用苦味的野菜，很容易損傷脾胃。所以，春季忌多食苦味野菜。

春季飲食忌大補：根據春季陽氣升發，胃腸積滯較重，肝陽易亢及春溫易發的特點，春季養生，陽氣應以生發為順，若行大補，必令肝鬱氣滯而陽氣升發受阻，導致肝氣鬱結。所以，春季飲食忌大補。

## 春季宜飲花茶

一般來說，為適應春季的氣候特點及迎合自然界的生長規律，春天宜飲花茶，宜喝些茉莉、珠蘭、玉蘭、玫瑰等花茶。花茶具有香氣濃烈，香而不浮，爽而不濁的特點。中醫認為，春季常飲花茶，可以幫助散發冬天積鬱在人體內的寒邪。同時，濃郁的茶香，還可以促進人體陽氣的發生，令人精神振奮，從而更加有效地消除春睏，提高工作效率。

## 春季中藥調理

藥物養生是春季養生的一個重要組成部分，在春天亦不可忽略了藥物保健。春季適時適量服用一些中藥，可以調節機體，預防疾病。一些古代中醫養生家就提出了在這個季節還應服用一些中藥，以調整機體功能，預防疾病。如孫思邈曾在《千金翼方》中提出："凡人春服小續命湯三五劑及諸補散各一劑"；《壽世保元》亦指出："三月採桃花酒飲之，能除百病益顏色。"除此之外，古人認為，在立春那天，宜服蔓青汁以預防春季傳染病；在"三月之節宜飲松花酒"；在"春分後宜服神明散"。

以上說明，古人對於春天的藥補還是很重視的，那麼春季哪些人宜進補調理？在春天需要進補調理的有以下五種人：中老年人有早衰現象者；患有各種慢性疾病而身體虛弱者；腰酸、眩暈、臉色萎黃、精神委靡者；容易反覆感冒者；第五，在春季曾有哮喘發作史而現在尚未發作者。

春季藥養應遵循藥養的要領，一般應從虛證入手，以補益為主，根據各地區不同氣候，合理選用溫、熱、涼、平和益氣、利血、養陽、補陰調養臟腑的藥方。通常，對無病及個人體質情況差異不大者，北方進補，宜選辛、甘之品，兼以溫補，如人參、熟地、當歸、黃芪等，用以幫助春陽升發，保護陽氣。南方氣候暖濕，常春雨綿綿，宜兼顧健脾利濕之品，如黨參、雲苓、白朮、薏苡仁。春暖花開後，則可進涼補之品，如玉竹、生地、沙參等。

春季，是肝陽上亢，肝臟易發病季節。以藥養肝是春季藥養的一個內容。但應在有經驗的中醫指導下進行。常用養肝明目類中藥有：枸杞子、菊花、蒼朮、羊肝、白蒺藜。養肝榮筋類有肉蓯蓉、木瓜、菟絲子、枸杞子、牛膝等。柔肝理氣和血類有地骨皮、柴胡、白芍、川楝、地黃、黃精、枸杞子等。

春天溫暖多風，因此非常適合細菌、病毒等微生物的生存和傳播，故外感熱病較多，在此種情況下，就要吃點能補充人體正氣，即抵抗力，亦稱免疫力的藥物。具體藥物及其功效見表 2.2：

## 表 2.2 春天藥補四例

| 藥名 | 功　效 |
|---|---|
| 人參 | 性味甘平,有健脾益肺、寧心安神的功效。對於身體衰弱的老人,應當選用補益元氣的滋補藥品,而補益元氣的藥品首推人參。傳統醫學認為,如果感覺疲乏無力,略有畏寒,屬陽氣不足,可以服用紅參(皮尾參、人參鬚等)。比較簡便的服用方法是:先在火上燒軟紅參,切成碎片,每次取 3-5 克,放小瓷碗內,加水大半碗,隔水蒸燉後飲用,每日服用 1-2 次。此外,春季進補,除了使用紅參外,還可選用黨參或太子參 15-30 克,紅棗 10-15 枚,煎湯飲服。其功效雖不如人參,但也有一定的補氣作用。 |
| 玉屏風散 | 是小粒丸劑,內有黃芪、白朮、防風諸藥組成,對於衛氣虛弱、體表不固、易患感冒傷風者為宜。風為春天之主氣,最易侵襲人體,平時服此藥,能有效地抵禦風邪的侵襲,不得病或少得病,對於體質虛弱者,春天尤當服此藥。 |
| 黃精丹 | 是大粒蜜丸,每丸重三錢;內有黃精、當歸各等分,功能補益氣血,適用於身體虛弱,症見精神疲倦、腰膝酸軟、面黃肌瘦、飲食漸少、自汗盜汗者。中國醫學認為,"氣血不和,百病乃變化而生",因此,只有氣血調和,身體才能康健。老年人,身體虛弱之人,35 歲以上的婦女,40 歲以上的男性在春天當服此藥。服法:每日二次,每次服一丸,用溫開水送服。 |
| 補健增肥丸 | 功能為促進食慾,加強胃腸消化、助長吸收營養,增加體重,藥力遍及全身,肌肉肥壯結實。同時,可安腦寧神,夜寐酣暢舒適,享受安寧幸福。尤宜於身體瘦弱,骨瘦如柴,胃口呆滯,消化不良,面色蒼白,氣血兩虧,哮喘瘦弱,病後失調,形神枯槁,發育不良,睡眠不寧,煩躁善怒,成長遲緩,身體矮小者。 |

# 春季養肝妙法

**睡眠護肝**：養肝首先要保證睡眠。經常熬夜、睡眠不規律的生活習慣，對肝臟的損害尤為嚴重。很多人的肝病往往就是"熬"出來的。熬夜的人第二天容易雙目紅赤，這就是肝火上升的表現，長此以往，必然傷肝。睡眠時人體處於臥位，肝臟能享受到更多的血液澆灌，加上身體處於休息狀態，肝臟的負擔最輕，故高品質的睡眠護肝功效顯著。反之，睡眠質量差，尤其睡眠障礙，容易累及肝功能。《黃帝內經》記載："肝藏血，主疏泄。"現代醫學研究也證實，睡眠時進入肝臟的血流量是站立時的 7 倍。因此，保證充足良好的睡眠，是養肝的首要條件。

**飲食養肝**：飲食養肝有兩大要點：一是優選食物供足養分，滿足肝臟的各項生理需求；二是注意食品衛生，防止細菌、病毒入侵肝臟。人體需要的蛋白質、脂肪、碳水化合物、維他命以及礦物元素等五大類養分，也正是肝臟所必需的。不過，肝臟對蛋白質、碳水化合物以及維他命需求較多，而脂肪過量則易引起脂肪肝之虞，必須適當限制。

那麼，怎樣從飲食上養肝呢？首選的食物為穀類，如糯米、黑米、高粱、黍米；其次為紅棗、桂圓、核桃、栗子。每日膳食輪換安排，為肝臟提供足量優質蛋白。適當食用葡萄糖、蔗糖、蜂蜜、果汁等易於消化的單糖與雙糖類食物，以增加肝糖原儲備。酵母富含 B 族維他命，不可冷落。

忌食酒精和一切辛辣及刺激性食品。避免吃油炸及乾硬食品。

多喝水。水可增加循環血量，增進肝細胞活力，有利於代謝廢物的排除而收到護肝之效。

俗語說：藥補不如食補，養肝也是如此。表 2.3 是春季養肝食譜。

### 表 2.3 春季養肝食譜

| 食物 | 做法及功效 |
|---|---|
| 醋 | 醋味酸而入肝，具有平肝散瘀、解毒抑菌等作用。肝陽偏亢的高血壓老年患者，每日可食醋 40 毫升，加溫水沖淡後飲服；也可用食醋泡雞蛋或醋泡黃豆，食蛋或豆，療效頗佳。平素因氣悶而肝痛者，可用食醋 40 毫升，柴胡粉 10 克沖服，能迅速止痛。 |
| 菠菜 | 菠菜為春天的應時蔬菜，具有滋陰滋燥，舒肝養血等作用，對肝氣不舒併發胃病的輔助治療常有良效。 |
| 桑椹粥 | 滋補肝陰，養血明目。桑椹 30 克（鮮桑椹用 60 克），糯米 60 克，冰糖適量。將桑椹洗乾淨，與糯米同煮，待煮熟後加入冰糖。該粥適合於肝腎虧虛引起的頭暈眼花、失眠多夢、耳鳴腰酸、鬚髮早白等症。 |
| 枸杞粥 | 清肝、明目、通便。炒決明子 10 克（中藥店有售），大米 60 克，冰糖少量。先將決明子加水煎煮取汁適量。然後用其汁和大米同煮，成粥後加入冰糖即成。該粥對於目赤紅腫、畏光多淚、高血壓、高血脂、習慣性便秘等症效果明顯。 |
| 素燜扁豆 | 扁豆被譽為春季首選健脾和胃的素補佳品，尤其適用於老人、孕婦、乳母以及高血壓、冠心病、腦血管病患者服食。 |

運動護肝：積極鍛鍊是護肝的又一有效方法，因為運動既可削減超標體重，防止肥胖，消除過多脂肪對肝臟的危害，又能促進氣體交換，加快血液循環，保障肝臟能得到更多的氧氣與養料。要選擇適合自身年齡、體質和身體狀況的運動方式，並掌握適當的運動時間，還要注意選擇適宜的運動環境。舞劍弄拳、游泳跑步、登高望遠、踏青郊外，能使身心融於大自然，感受春天生發之氣，天人合一，增進健康。

護肝按摩操：第一步，揉大敦穴。盤腿端坐，赤腳，用左手拇指按壓右腳大敦穴（腳大趾甲根部外側），左旋按壓 15 次，右旋按壓 15 次。然後用右手按壓左腳大敦穴，手法同前。第二步，按太衝穴。盤腿端坐，用左手拇指按右腳太衝穴（腳背第一、二趾骨之間），沿骨縫的間隙按壓並前後滑動，做 20 次。然後用右手按壓左腳太衝穴，手法同前。第三步，揉三陰交穴。盤腿端坐，用左手拇指按壓右三陰交穴（內踝尖上 3 寸，脛骨後緣處），左旋按壓 15 次，右旋按壓 15 次。然後用右手按壓左三陰交穴，手法同前。第四步，推搓兩肋法。雙手按腋下，順肋骨間隙推搓至胸前兩手接觸時返回，來回推搓 30 次。

# 5 | 春季常見病防治

## 別讓“感冒”靠近你

感冒，即中醫所說的“傷風”，是日常生活中再常見不過的一種疾病，一年四季均可發生，春季尤為多發。為甚麼呢？傷風，即傷於風，中醫認為感冒主要是感受以風邪為主的外邪所致。四季皆有風，然風為春季的主氣，故春季多發也不足為怪。

春天，由於天氣漸漸暖和起來，一些人就喜歡過早地脫去笨重的冬裝；晚上睡覺也不喜歡蓋厚被子，甚至還開着窗睡覺；早晚溫差大，有些人不注意增減衣服……按照傳統中醫講，這樣非常容易造成外邪——風邪入侵，從而引發傷風感冒。通常主要表現為發熱、惡寒、頭痛、鼻塞、流涕、噴嚏等上呼吸道的症狀，無論男女老幼均可罹患。

有些人認為，感冒了就自己吃點藥，吃藥不管用，再去醫院打點滴，結果一個感冒治下來，花了一千多塊錢，心疼不已；還有人認為感冒可以自癒，就不予重視，結果越拖越重，最後發展到肺炎了，還要住院治療。這兩種觀點都是有失偏頗的。

遠離感冒的最好辦法就是增強自身抵抗力。

中國傳統醫學認為"正氣存內，邪不可干"。為甚麼同是淋了雨，有人感冒了，而有人卻安然無恙，這就是體內正氣強弱不同所造成的。正氣強，無形中就形成一道堅固的城牆，把病邪抵擋於外，正氣勝，自然就無恙了；反之，正氣弱，根本就無力抵抗外邪，邪氣自然可以暢通無阻，耀武揚威，人怎能不病倒？

若一感冒發燒，就去醫院打吊瓶，應用抗生素，很快，炎症控制了，也不發燒了，可是體內的正氣也被摧毀了不少，就好似兩軍對壘，你用大炮不分敵我一陣猛轟，結果，敵人是被趕跑了，可是自己也被打垮了，如果敵人再捲土重來，結果會怎樣呢？可想而知。

那麼如何能增強自身抵抗力呢？可以從表 2.4 的四招做起。

春季感冒的預防辦法：其一是在飲水中浸泡貫眾（取未經加工的貫眾一大塊，約 500 克重，洗淨，放置於水缸或水桶之中，每週換藥一次）；其二是在住宅內放置一些薄荷油，任其慢慢揮發，以淨化空氣；其三是每天堅持做保健按摩，可選足三里、風池、迎香等穴位為主。實踐證明，前兩種方法有一定滅菌作用，而穴位按摩則能增強人體的免疫能力。

對於年老體弱的人，還應盡量避免到人多、空氣混濁的公共場所活動，同時也要注意居室內空氣清新。此外，要避免受涼，衣服增減要適度；少食肥甘厚味、大魚大肉，這些食物不易消化，助濕生熱，濕熱內蘊，易受外感。平時還要注意起居衛生，生活要有規律，避免過度疲勞。

## 表 2.4 四招增強自身抵抗力

| 招式 | 說明 |
|------|------|
| 注意保暖 | 俗話說"春捂秋凍"，早春時節，乍暖還寒，保暖尤為重要，尤其是早晚出門時，一定要注意及時增添衣服，千萬別為了美而以犧牲健康為代價。這也正體現了《黃帝內經》"春夏養陽"的養生理念。 |
| 加強營養 | 中醫認為，脾胃乃後天之本，人體氣血生化之源；脾胃之氣健壯，人可延年益壽。若能多食一些甘味水果，如甘蔗、青棗、櫻桃、草莓、菠蘿、栗子等，則有利於增長脾氣，這對春季預防感冒將大有裨益。春為四季之首，萬象更新之時；肝臟在五行中對應木，春季為草木繁榮的季節，故春季主肝，所以春天宜養肝，可以多食青梅、杏、李等酸味水果以補肝氣。 |
| 體育鍛鍊 | 中醫認為動屬陽，靜屬陰。適度的運動可以激發人體的陽氣，使陽氣不斷而漸旺起來，這樣當有外邪入侵時，我們有足夠的力量可以與之抗衡，自然感冒的機會也就不多了。 |
| 充足睡眠 | 白晝屬陽，夜晚屬陰。《黃帝內經》認為"陰平陽秘，精神乃治。"白天人體各個臟器處於緊張工作狀態，到了晚上，自然應該好好休息，如果晚上經常熬夜加班，使人體各項機能處於代價階段，久而久之，防禦功能也自然減退，一個小小的感冒就可以把你打垮！ |

如果這些你都做到了，相信感冒一定會對你避而遠之的！

## 清除體內積熱

在漫長的冬季，為了躲避嚴寒的侵襲，人們往往喜歡穿起厚厚的棉衣或皮裘，擁坐在旺旺的爐火旁邊。喜歡吃熱氣騰騰的飯菜，喝燙口的熱粥、熱湯。一些上了年紀的人還經常喝點酒。這些，在冬季看來是必要的，但是卻使體內積蓄了較多的鬱熱或痰熱。到了春季，鬱熱被風氣所鼓動，就會向外發散，人們就會出現相應的病患。輕則導致頭昏、煩悶、胸滿、咳嗽、痰多、四肢重滯，重則形成溫病，甚至侵害內臟。因此，春季要特別注意及時清除體內的積熱。

清除積熱的方法很多，在症狀輕微時一般不需要服藥，可以通過春遊、到空氣清新的園林山野之中，盡情地呼吸清新的空氣，排出胸中的鬱熱之氣。

也可以適當選用一些稍稍偏涼，又具有解除內熱作用的食療方，例如竹葉粥，用竹葉 50 片洗淨，石膏三兩，砂糖一兩，粳米半斤做原料，先將三大碗冷水文火煎石膏、竹葉，煎至二碗水時，取下，稍涼後濾去渣滓，放置片刻，再用上部澄清液煮粥。粥熱後加入少量砂糖即可服用。此外，菊槐綠茶飲也應常喝。若是症狀較嚴重者，則應該在醫生的指導下服用一些理氣化痰、清熱利膈的中成藥。

## 要警惕痼疾復發

俗話說："百草回芽，百病發作"，意指若患有宿疾者，春天要當心舊病復發。尤其在春分前後，慢性病患者最易復發，如偏頭痛、胃痛、慢性咽炎、過敏性哮喘、高血壓、冠心病、心肌梗死、精神病等最為常見。

"菜花黃，癡子忙"，這是一句流傳於中國南方城鄉的諺語。初春，中國江南地區油菜正處在開花期，也是精神病患者六神無主，坐臥不安，病情復發率極高的時期。原因是，春回大地，人的情緒亦隨之活躍，一旦稍受天氣變化等外界環境因素刺激，就很容易激發各種各樣的喜怒哀樂情緒。例如，當氣溫高於26℃，空氣濕度大於70％時，人的精神就會感到疲憊，心情也極易煩躁和發怒；當大氣壓下降，天氣陰沉時，人的精神常陷入不知所措、沮喪和抑鬱狀態，表現為神情恍惚、六神不定，兒童還可能產生騷動、哭鬧現象。這是天氣變化對正常人產生影響的表現，而精神病患者對氣溫、氣濕和氣壓等氣象要素的反應更為敏感，有的表現出煩躁不安、極易激怒、騷動，常發生過激衝動的行為；有的則表現較為安定，出現呆若木雞的狀態。精神病專家曾作過調查統計，一年中以3-5月份為精神病復發率最高時期，其中以4月份為頂峰。

對於上述各種疾病在發病前要做好自我調護，即要從精神、起居、飲食、運動各方面做好預防工作。比如不要過分勞累，注意保存體力，要有充足的睡眠時間，尤其不可勞汗當風，謹防外邪侵襲機體等。

## 春季謹防過敏

熬過了寒冷的冬天，多少有些輕鬆的感覺。在這春
光明媚的季節，是外出踏青的好時光。殊不知對某些人
來說，在這快樂之後，卻隱藏着一絲煩惱：鼻癢、噴嚏
不斷、流清水樣鼻涕、咳嗽、氣喘或者是皮疹、皮膚瘙
癢等也隨之接踵而來，這些都是"過敏"惹的禍！

"過敏"一詞源於西醫，指的是當機體被某些物質
（即抗原）致敏後，再次受同一抗原物質刺激所產生的
一種免疫變態反應。近年來，隨着物質生活水平的提
高，過敏性疾病的發病率越來越高。其中，過敏性鼻
炎、過敏性哮喘、過敏性皮炎是其中較為常見的三類疾
病，下面我們就來簡單談談。

首先，春季主風，風屬陽性，易襲陽位，皮膚在身
體表面，容易受到風邪侵襲。同時，還未進入雨季的春
天還是比較乾燥的。而無論是肺臟、鼻腔還是皮膚，都
是"喜潤而惡燥"的。這樣，"風"和"燥"兩個病理因
素相結合，對人體就構成更大的傷害。其次，冬天人體
漸漸對寒冷習慣了，春天天氣轉暖，人體內部系統卻還
來不及調整適應，陰陽平衡難以維繫。再者，春主生
長，這個季節動植物都開始活躍，容易過敏的花粉以及
動物生長過程當中的毛髮、皮屑等也會隨着風到處飄
浮，落到皮膚上，吸入肺裏，問題就隨之而來。所以春
天容易出現皮膚以及鼻腔、肺的問題也是不足為怪的。
而從中醫角度來講，這三者是有關聯的，肺主皮毛，且

開竅於鼻。一榮俱榮，一損俱損，相互之間的演化也是存在的。

治療過敏性疾病，西醫通常採取遠離過敏源"避免療法"、藥物療法、免疫療法及手術療法等四類方法，但四類療法各有利弊，療效也參差不齊。而中國傳統醫學認為過敏的原因多與虛證有關，有先天和後天之分。過敏體質有一定遺傳性，也就是所謂的先天體虛，多與腎虛有關；後天者多是因大病、久病所致的體虛，與脾虛有關。但後天脾虛日久也可累及腎，演化為脾腎兩虛，過敏性鼻炎、過敏性哮喘多屬此類。

那麼在我們日常生活中，有哪些簡便易行且又行之有效的辦法可以幫大家減輕此類困擾呢？

時下比較盛行的三九貼、三伏貼，是對因虛致敏的人較為理想的預防措施。

通過食療，如熬粥時多放些山藥，大棗等，經常吃些茴香等溫性食物。有研究表明，大棗的防治過敏療效較好。

對於病程為 3-5 年以上者，不妨吃些中成藥，比如左、右歸丸等，從夏季開始，服用一個月以上就能緩解冬春之際的過敏大發作。

如果不想吃藥，也有外治法。即以艾條熏灸足三里穴，一日 3 次，每次 15 分鐘，也能改善體質、增強抵抗力。這個療法大概需要持續 2 個月以上，也是在夏季使用效果更好。

注意後背和頸椎的保暖，特別是在出汗之後，也不要暴露以上兩個部位，即使在夏季也應該如此。

加強營養，飲食以清淡為宜。因為除虛證外，血熱陽亢也會導致過敏，皮膚方面的過敏症狀多由此原因所致。比如，有的人平時喜歡川菜等麻辣口味飲食，但又身處北方乾燥氣候之下，所以往往一吃皮膚就會出現脫皮、瘙癢等過敏症狀，建議這些朋友最好忌口，選擇清淡飲食。

## 莫讓傳染病找上你

陽春三月，乍暖還寒，萬物吐露着生機，孕育着希望，一派欣欣向榮的景象。然而，可惡的傳染病也蠢蠢欲動，伺機向善良的人們發動進攻，使春季成為傳染性疾病的多發季節。

常見的傳染性疾病包括呼吸道傳染病和消化道傳染病兩大類。其中，前者包括流行性感冒、流行性腦脊髓膜炎、麻疹、水痘、腮腺炎、風疹、猩紅熱等。這些傳染病可通過空氣、飛沫或接觸呼吸道分泌物等途徑傳播。病人一般都有不同程度的發熱、咳嗽、咳痰等症狀。重症者還會發生呼吸困難、器官衰竭等危及生命的嚴重症狀。後者主要有細菌性痢疾、傷寒、甲型肝炎等，主要是通過食物、水、接觸物等傳播途徑而引起感染。病人多有不同程度的發熱、乏力、肌肉酸痛等全身症狀；還伴有輕重不同的噁心、嘔吐、腹痛、腹瀉等消化道症狀。

春天之所以能成為傳染病容易流行的季節，從外在原因看，是因氣候變暖，使得許多病原微生物、病毒變得活躍，並借着暖風存活流傳；從內在原因看，是冬去春來，人體的各項機能正處於適應季節變換的調整狀態，身體抵抗力較弱，病毒和細菌易於乘虛而入。從中醫角度而言，可以簡單地理解為人體正氣較弱，而外界邪氣方盛，特別是"疫癘"之氣來臨，就會引發疾病的大範圍爆發。

不同的傳染病有不同的治療方法，但基本的預防措施是相通的，況且於傳染病而言，防勝於治。而中國醫學關於疾病的預防思想，早在《黃帝內經》中就已奠定基礎。《素問》有云："不治已病治未病。"古代醫學對預防疾病傳染曾有許多具體而有效的方法。那麼，運用中醫藥預防春季傳染病的方法有哪些呢？

首先，培固正氣，強壯機體。《素問》指出："藏於精者，春不病溫。"這充分表明養護正氣對預防傳染病的重要意義。那麼究竟如何才能養護正氣呢？方法是多種多樣的，如合理膳食，增加營養；積極參加體育鍛鍊；保持正常的作息規律，保證充足睡眠等。還可採取穴位貼敷等養生保健方法提高機體抗病能力，真正做到"正氣存內，邪不可干"。

其次，隔離患者，控制傳播。對傳染病患者應早發現，早隔離，早診斷，早治療。在傳染病流行期間，應根據具體病種的不同傳播途徑，設法加以阻斷；避免接觸傳染病人，盡量不到傳染病流行區域；傳染病人用過的物品及房間適當消毒；或施行其他保護措施，如採取戴口罩等方法，防止吸入病菌；注意個人衛生和防護，養成良好的衛生習慣；日常生活中要注意飲食衛生，飯前便後要洗手，防止"病從口入"。

再者，預施藥物，防止染病。一般情況下不需用藥物防病，但在傳染病嚴重流行時，如面對在全球多個國家肆虐流行的流感，便可酌情使用，以保護易感人群。具有清熱解毒作用的金銀花、連翹、大青葉、板藍根、黃連、黃芩、蒲公英、野菊花、魚腥草等中草藥，均可根據具體情況，單獨或聯合使用，這將對傳染病的預防起到很大的作用。

春季傳染病雖然種類繁多，但只要我們重視預防工作，做到早發現、早隔離、早診斷、早治療，就可以有效地阻斷傳染病的流行與傳播。

## 紅眼病的預防

紅眼病是一種由細菌或病毒引起的急性傳染性眼部疾患，好發於每年的春夏之際，一旦在學校、廠礦等集體單位發生，極易引起爆發流行。

紅眼病的潛伏期一般為 24 小時左右。病後常有眼部不適，有異物感，流淚，怕光及脹痛，眼結膜明顯充血，球結膜發紅，佈滿血絲，眼內分泌物增多。若為病毒感染所致，又可見眼瞼高度水腫，瞼結膜上有大量濾泡，患眼側耳前淋巴結腫大，有壓痛，嚴重者結膜下出血、角膜發炎、視力模糊。

本病之所以造成爆發流行，主要是接觸傳染所致。

因此，要養成講衛生、愛清潔、勤洗手的良好習慣，切忌用手揉眼。在紅眼病流行時，不要在游泳池游泳，不到公共浴室洗澡。家裏發現此病患者，須用桑葉 10 克，菊花 20 克泡水代茶飲，以預防紅眼病。

第三章

# 夏季養生

# 1 | 夏季特徵及對人體影響

夏天，指陰曆四月至六月，即從立夏之日起，到立秋之日止。為公曆五、六、七月，共 3 個月。其間包括立夏、小滿、芒種、夏至、小暑、大暑等六個節氣。

夏季，為萬物生長，繁榮秀麗的季節。《黃帝內經》在描述夏天的節氣特點時，這樣寫道："夏三月，此謂蕃秀，天地氣交，萬物華實"，意思是說，在夏天的三個月，天陽下濟，地熱上蒸，天地之氣上下交合，各種植物大都開花結果了，所以是萬物繁榮秀麗的季節。

## 夏季以暑氣為主令

夏季暑氣當令，氣溫偏高，總的來說，夏季可用高溫、多濕熱來形容。但就天氣遞變過程來說，又呈現出前後兩種截然不同的天氣系統，即初夏的梅雨天氣和盛夏的伏旱天氣。無論是濕熱天氣或伏旱天氣，對健康、對生物鐘的運轉都會產生不利影響，因此應充分認識到這些特殊性，以謹慎度夏，健康度夏。

中醫認為，暑為陽邪，為火熱之氣所化，獨發於夏季，其性升散，容易耗氣傷津。暑邪侵入人體，常見腠理開而多汗，汗出過多導致體液減少，此為傷津的關鍵。津傷時，即見口渴引飲、唇乾口燥、大便乾結、尿黃心煩、悶亂等症。

從人的健康而言，人體最適宜的環境溫度為18-28˚C。氣溫達到或超過36˚C時，易導致體內神經組織和內分泌組織的調節功能異常。夏季氣候炎熱而生機旺盛，此時，為適應炎熱的氣候，皮膚毛孔開洩，排出汗以調節體溫。但是，汗液過度排洩，易導致水、電解質平衡失調，發生中暑。特別是大量出汗和氣溫增高，易造成脫水，使血液濃度增高。這樣，容易使老年人脆弱的血管發生阻塞，引發各種心腦血管疾病。另外，大量出汗使尿量減少，不利於排毒。而夏季無論是體內代謝產生的廢物，還是通過飲食等進入體內的有害物質，是一年中最多的季節。所以，人體必須一方面注意防暑，另一方面要適應夏天氣候，使體內調節功能不因外界高溫而失職，只有這樣才能保證身體健康。

## 濕為長夏之主氣

濕為長夏之主氣，在中國不少地方，尤其是南方，長夏季節既炎熱又多雨。人們所説的濕病就多見於這個季節。這個季節裏空氣中濕度最大，加之或因外傷暴露，或因汗出沾衣，或因涉水淋雨，或因居處潮濕，以至感受濕邪而發病者最多。

中醫認為，濕為陰邪，好傷人體陽氣，病多纏綿難癒，這是濕邪的病理特徵。不僅如此，濕邪亦好傷脾陽，一旦脾陽為濕邪所遏，則可能導致脾氣不能正常運化而氣機不暢，臨床可見脘腹脹滿，食慾不振，大便稀溏，四肢不溫。尤其是脾氣升降失和後，水液隨之滯留，常見水腫形成，目下呈臥蠶狀。

對於濕，現代科學用濕度來表示，是指空氣中的含水量，物體潮濕的程度。空氣的濕度是氣候變化的一個重要因素，它對人體有直接的影響。一般來說，對人體適宜的濕度是 40-60％，當氣溫高於 25℃時，適宜的相關濕度為 30％。秋天，天氣涼爽，濕度適中，人的精神倍增；而夏季三伏時節，由於高溫、低壓、高濕度的作用，人體汗液不易排出，出汗後不易被蒸發掉，因而會使人煩躁、疲倦、食慾不振，易發生胃腸炎、痢疾等。若濕度太低，上呼吸道黏膜的水分可大量散失，從而使抵抗力下降，易引起感冒。不僅如此，長夏時節由於天氣悶熱，陰雨連綿，空氣潮濕，衣物和食品都容易返潮，甚至發霉、長毛，人也會感到不適。若穿着返潮的衣物，容易感冒或誘發關節疼痛，吃了霉爛變質的食品，就會引起胃腸炎，甚至導致中毒，所以在長夏一定要重視防止濕邪的侵襲。

## 夏季對人體情緒的影響

氣溫的升高，使人體生理活動和外界的平衡遭到破壞，導致中樞神經系統的功能不穩，神經反射變得遲鈍，精神不振，注意力不夠集中。尤其是當氣溫超過 35℃、日照超過 12 小時，濕度高於 80％ 時，對情緒調節中樞的影響明顯增強。若超越了心理承受能力，易導致坐臥不安、精神遲鈍、出現夏季情感障礙症。

炎炎夏日，往往睡眠不足，睡眠質量也有所下降，從而使心情變得急躁。同時，夏季噪音增多，受噪音危害的機會也會增多，也易使情緒煩躁，但這一危害往往不為人所注意。

另外，夏季出汗多，加上睡眠和食慾不好，使得體內電解質代謝產生障礙，因而影響大腦神經的活動，從而產生情緒和行為方面的異常。

## 夏季養生原則

夏天的三個月，是所謂的"草蕃木秀"的季節，這個時期，天地陰陽之氣相交，植物開花結果，人們應該夜臥早起，不要嫌惡白天太長，讓心中無存鬱怒，容色秀美，並使腠理宣通，暑氣宣洩，表現出外在的美。這是對夏季養"長"的呼應，違反了這個道理，心會受傷，到了秋天，就會患瘧疾，供給秋天收斂的能力也就差。

在談到夏天如何養生時，《理虛元鑑》裏指出："夏防暑熱，又防因暑取涼，長夏防濕"，這裏再清楚不過地指明了夏季養生的基本原則：在盛夏防暑邪；在長夏防濕邪；同時又要注意保護人體陽氣，防止因避暑而過分貪涼，從而傷害了體內的陽氣，即《黃帝內經》裏所指出的"春夏養陽。"

**要注意避暑**：暑為陽邪，其性升散，容易耗氣傷津。暑邪侵入人體，常見腠理開而多汗，汗出過多導致體液減少，若傷津進一步發展，超過生理代償的限度必然耗傷元氣，此時可出現身倦乏力、短氣懶言等一系列陽氣外越的症狀，甚至猝然昏倒，不省人事。因此，夏季防暑不可等閒視之。

**要防濕邪侵襲**：濕為長夏之主氣。濕為陰邪，易傷陽氣，尤其是損傷脾胃陽氣，導致消化吸收功能低下。中醫營養學認為，長夏的飲食原則宜清淡，少油膩，要以溫食為主。也就是說，長夏的飲食要稍熱一點，不要大寒涼；亦不要吃得太多，但在次數上可稍多一些。在中國一些南方地區，不少人有食辣椒的習慣，這是因為吃辣可以促使人體排汗，在悶熱的環境裏增添涼爽舒適感。另外，通過吃辣，可幫助消化，增加食慾，增加體內發熱量，從而有助於防止在高溫、高濕的時候，人們常有的消化液分泌減少、胃腸蠕動減弱現象。

防止濕邪侵襲，在居住環境上就要切忌潮濕。中醫認為，"濕傷肉"，即感受濕邪，易損傷人體肌肉，如常見的風濕關節炎等。因此，在長夏居室一定要做到通風、防潮、隔熱，如果室內過於潮濕，空氣污濁，不僅傢具、衣物發霉、長毛而損壞，還能損傷人體陽氣。

**要重養陽**：夏季氣候炎熱，人體陽氣外發，皮膚腠理開洩，乘涼飲冷，每每易損傷陽氣。素體陽虛之人若不注意保養，則陽氣虛損的情況會更加嚴重，所以夏季宜養陽。

**要注意養心、脾**：盛夏是心與之相應，而在長夏是人體五臟之一的脾臟和其相應。故夏季要注意對心、脾的呵護。同時，夏天人體消耗較大，需要加強脾的運轉，不斷地從食物中吸收營養。另外，夏天大量食冷飲和瓜果，易損傷脾胃。因此，夏季應健脾益氣，以達到開胃增食、振作精神的效果。

**要注意養"長"：**夏天主長，萬物茂盛，應於人體主生長發育。青少年正處於生長發育階段，夏天要多吃各類食品，尤其多吃富含蛋白質的食品。老年人要在這個時候服鈣片、喝高鈣奶，可以為冬天養骨、健骨奠定基礎。

**要注意防因暑着涼：**人們不能只顧眼前舒服，過於避熱趨涼。如在露天乘涼過夜，或飲冷無度，致使中氣內虛，從而導致暑熱與風寒之邪乘虛而入。在乘涼時，要特別注意蓋好腹部，不少農村地方喜穿"兜肚"，是很符合養生之道的。

# 2 | 夏季家居養生

## 夏季謹防冷氣病

　　所謂冷氣病，是指由於人們久處冷氣設備的環境下工作和生活時所患的一種疾病。輕者出現面部神經痛、下肢酸痛、乏力、頭痛、腰痛、容易感冒和不同程度的胃腸病等，重者會出現皮膚病和心血管疾病，而老年人中出現的各種症狀更加明顯。

　　冷氣病的原因：第一，由於每天多次出入冷氣環境，這樣人體多次經受冷適應的條件反射，促使腎上腺素的大量分泌，無形中給心臟增加了負擔。而在中醫理論中，早就有夏季宜養心的説法，因為五臟應五時，具體到夏季是心與之相應。夏季人們室外活動多，活動量也相對增大，加之夏天晝長夜短，天氣炎熱，故睡眠時間也較其他季節少一些。因此，體內消耗的能量多，血液循環加快，汗出亦多。顯而易見，在這個季節，心臟的負擔是很重的，倘若不注意對心臟的保養，很容易使心臟受到傷害。由上可知，夏季人們多次反覆出入冷氣環境，於心臟是不利的，而心屬火，傷心即傷陽氣。第二，久處冷氣環境中的人，一旦進入炎熱的自然環境時，體內就要發生一系列的生理反應：除體溫迅速上升外，皮膚開始出汗，而帶汗的皮膚又往往沾有許多細菌。當人們再回到冷氣環境中時，皮膚和血管馬上收縮，細菌很容易利用開張的毛孔進入人體內而引起感染。

**謹防冷氣病的辦法**：室內外的溫差不宜太大，以不超過 5 ˚C 為好，室內溫度不低於 25 ˚C。入睡時，最好關上冷氣機；冷氣房裏不要長期關閉，有條件時要常使室內空氣與外界空氣流通。當在室內感覺有涼意時，一定要站起來適當活動四肢和軀體，以加速血液循環。

患有冠心病、高血壓、動脈硬化等慢性病人，尤其是老年人，不要長期呆在冷氣環境裏，患有關節痛的人亦不要老在冷氣環境裏生活。

## 夏季睡眠保健

夏季的特點就是日常時間相對較長，天亮較早，天黑較晚，因此，人們作息時間應隨之做一些相應的調整，適當地減緩速度。而平靜地、有計劃地工作，可減少焦慮心境。起居作息要有規律，夏季一般晚上 22-23 點就寢，早上 5：30-6：30 起床，午飯後半小時作短時午睡。保證充足的睡眠，可提高外界變化的適應能力。

**晚睡，早起**：夏季作息，一般地説，宜晚些入睡，早點起床，以順應自然界陽盛陰虛的變化。《黃帝內經》裏説："夏三月……夜臥早起，無厭於日"，意思是，在夏季人們每天要早點起床，以順應陽氣的充盈與盛實：要晚些入睡，以順應陰氣的不足。夏季多陽光，不要厭惡日長天熱，仍要適當活動，以適應夏季的養長之氣。

**適當午休**：夏天晝長夜短，天氣炎熱，由於晚睡早起，夜間睡眠多有不足。且經過上午的勞作後，體力和精力消耗較大。因此，每天應安排短時間的午睡，以促進體力和精力的恢復。尤其是老年人，有睡眠不實、易醒的特點，早晨起得又早，到了中午就想打瞌睡，因此，更需要中午休息一下。此外，由於白天氣溫較高，汗出又多，體力消耗較大，再加上正午時分，烈日當空，此時人體血管擴張，使血液大量集中於體表，從而引起體內血液分配不太平衡，腦部供血量減少，因而時常感到精神不振，有昏昏欲睡之感，午睡可消除疲勞，更好地適應工作和勞動。但午睡的時間不宜太長，最好在一小時以內。午睡時間過久，大腦中樞神經會加深抑制，時間越長，越是感到疲倦，不利於醒後很快進入工作狀態，甚至醒後有不舒服的感覺。午睡應採取平臥或側臥姿勢，並在腹部蓋上毛巾被。不宜坐着打盹，這樣易導致腦部供血減少，會出現頭暈腦脹等症狀，也不宜伏桌午休，以免眼球受壓，導致眼疾。

**保證午睡的質量**：午餐時不宜飲酒和喝咖啡、濃茶，以免興奮而難以入睡，並且不宜餐後倒頭便睡，應活動 10 分鐘才上床。不要在喧鬧的場合午睡，以免影響睡眠質量，也不要在屋簷下、過道裏或者露天迎風而睡，避免受涼感冒，不要為了午睡而服安眠藥，應順其自然，不必人為催睡。此外，午睡是健康充電，並非人人皆宜，65 歲以上，體重超過標準體重 20% 的人，血壓過低，血液循環系統有嚴重障礙，特別是腦血管變窄經常頭暈的人，不宜午睡。

有心腦血管疾病的老年人，午睡醒後，不要立即起床，而應該做一些準備性活動，如，伸伸懶腰、打打哈欠，然後再慢慢起床，以緩解醒後突然運動造成的血壓變化，預防心腦血管疾病的突然發作。

**睡眠防風寒：** 夏季雖熱，但下半夜仍有一定的陰涼，入睡之後，機體的抵抗力也相應降低，這個時候極易遭受風邪的侵襲，出現熱傷風、面癱、關節痛、坐骨神經痛、肩周炎、腹痛、腹瀉等疾病。因此，在夏季也一樣要注意防止風寒邪氣侵襲人體。

首先，忌袒胸裸腹。為防止因受寒引起的腹痛、腹瀉，夏季在睡眠時，應當注意適當穿些衣服，如背心，或用毛毯裹住人體易受寒邪侵襲的腹部。

其次，忌在樹下乘涼。為避暑，有些人往往喜歡在樹下乘涼，其實這種做法是不可取的。白天，樹木能反射和吸收一部分熱量，並釋放出氧氣，樹下比空曠地溫度低 3.3 °C。因此，白天在樹木成蔭的地方走路或乘涼，會感到舒適。但到晚上，樹下往往比空曠的地方熱，因為，太陽下山後，樹下地面散熱受到樹冠的阻擋，其散熱速度相對較慢，而且晚上樹木還會釋放出二氧化碳氣體。因此，晚上在樹下乘涼不可取。

再者，忌露宿。有些人喜歡在夏季的時候露宿，雖然露宿的確可以使人感覺更加清涼，但是露宿的時候，氣溫相對較低，塵土也更容易在露宿時被人體吸入口腔和肺部，地表水分蒸發，還會誘發風濕症。再者，夏季室外蚊子較多，可傳染多種疾病。一些類似於隱翅蟲、蠓等，不但會叮咬，還可能在人體皮膚上行走，有可能引起血疹、水疱等。

**自製藥枕養生**：中醫認為，夏季養生宜自製藥枕。藥枕所選用的藥物，應預先曬乾而且粉碎為綠豆大的粗粒，以便增加舒適感，並有利於藥氣擴散。但是，枕中藥物只能用一季，來年必須更換。

夏季自製藥枕，可取黃荊子、生大黃、黃芩、荷葉、藿香各等份作枕心。夏日暑氣炎熱，人體內濕熱常聚，往往讓人疲憊不堪，選用上述清熱、消暑、除濕的中藥為枕心，可在一定程度上消暑除濕。此藥枕對體胖濕痰多者最為適宜。

## 盛夏居室的佈置

夏季，居室環境靜安靜，對身心健康尤為有益。首先要將多餘的或暫時不用的傢具搬掉，使居室擁有較寬敞的空間。有條件的家庭可將沙發、坐椅等傢具換成藤、竹質的，這樣要涼快得多。室內應採取必要的遮陽措施，窗子應掛上淺色窗簾。早晚室外氣溫較低，應將門窗打開，通風換氣，保持室內空氣清新。中午室外氣溫高於室內，將門窗緊閉，灑些涼水，保持室內的清涼舒適，使人心靜神安。如果空氣流通不暢，室內相對濕度增高，人的汗液排洩受阻，會感到悶熱並易發生中暑。所以，在無風的天氣，灑水或擦地板後，應打開電扇或空調吹一會，以起到降溫效果。每天，將南北兩向的門窗打開，呼吸對流而生的自然風，可使居室滿屋生涼透爽。

其次，用淡綠、淺藍、瓦灰、乳白等色彩裝飾牆面、天花板、窗簾、沙發套，因為冷色調的色彩，能讓人心裏產生舒適感；若在牆上掛一幅雪景圖的油畫，亦可產生心底生涼的效果。還有，在向陽的外窗戶上方裝上涼篷，可將烈日直射帶來的熱量阻之窗外。

另外綠化屋頂、陽台和庭院，減少熱輻射，也是改善家庭小氣候的一種方法。有爬蔓植物覆蓋的牆面和陽台，比裸露的牆面和陽台，其氣溫要低 5˚C 左右；有喬木遮陽的牆面，比裸露的灰牆面溫度要低 8˚C 左右；種有葡萄的頂棚可減少輻射至原來的一半還多。若在室內放置盆栽植物，既能感到清涼，又可淨化空氣。比如，吊蘭能在 24 小時內把室內一氧化碳、二氧化碳和其他有毒氣體吞噬乾淨。在不影響生活的情況下，夏天室內照明應盡量用 3W 的小熒光燈，燈光色彩最好是淡綠或天藍。

由於嘈雜的噪音在熱天更令人厭煩而平添煩躁不安之感，因此，使居室有個靜謐安逸的環境，是求涼生爽的一個訣竅。夏天，收錄機、電視機的音量應小些，家長不要打罵孩子，夫妻之間不要爭吵嘻鬧，鄰里之間應和睦相處，總之"心靜自然涼"，靜謐能增強涼爽的效果。

## 夏季不宜用涼水沖腳

在夏日熱浪襲人之時，一些穿輕便涼鞋、拖鞋的人，喜歡用涼水沖洗雙腳，沖完時全身自覺涼快許多，殊不知經常這樣做，是有損於健康的。因為人的腳部是血管分支的最遠端末梢部位；腳的脂肪層較薄，保溫性差；腳底皮膚溫度是全身溫度最低的部位，極易受涼。若夏天經常用涼水沖腳，會使腳進一步受涼遇寒，然後通過血管傳導而引起周身一系列的複雜病理反應，最終導致各種疾病。此外，因腳底的汗腺較為發達，突然用涼水沖腳，會使毛孔驟然關閉阻塞，時間長後會引起排汗機能遲鈍。腳上的感覺神經末梢受涼水刺激時，正常運轉的血管組織劇烈收縮，日久會導致舒張功能失調，誘發肢端動脈痙攣、紅斑性肢痛、關節炎和風濕病等。

## 吹電風扇的學問

炎熱的夏天，打開電扇，清風拂面，好不愜意，疲勞也漸漸消失。但夏天因使用電風扇不當而得病的人也不少，究其原因，是因為不少人缺乏使用電風扇的衛生常識和方法。

有的人過於貪圖涼快，將電扇置於離身體很近的位置，久吹不停。這樣，受風吹的一面汗水蒸發很快，體表溫度顯著下降；未被吹的一面，汗水蒸發慢，表皮溫度相對較高，表皮血管仍處於舒張狀態。這時，整個人體的血液循環就會失去平衡，汗液排洩也不均衡，可能發生頭痛、頭暈、全身不適等症狀，嚴重的還可誘發中風。一些人在身體太熱多汗之時，突然用電扇猛吹，易引起熱傷風。如果睡着時還吹電扇，易引起感冒。

怎樣使用電風扇才正確呢？首先，電扇吹風不要太大，尤其是在通風較好的房間和在有過堂風的地方。其次，不宜對人直吹。直吹，風邪易侵入體內，尤其是在身體虛弱或大汗淋漓時，更不要只圖一時痛快，讓風直接吹到身上，最好讓電扇朝一個角落吹。還有，不宜持續固定對身體某個部位吹風，宜吹吹停停，宜用擺頭電扇；對於小兒、老人，身體虛弱的人，更宜少用電扇吹風，因為"邪之所湊，其氣必虛"；但可用電風扇調節室內氣流，藉以間接降溫。最後，要注意出汗較多時，不要立即在靜坐或靜臥情況下吹風，因為此時全身表皮血管擴張，突然遭到涼風吹拂，往往會引起血管收縮，排汗立即停止，從而造成體內產熱和散熱失去平衡，多餘的熱量反而排洩不出。另外，涼風吹襲時，局部防禦功能下降，病毒細菌侵入，可產生上呼吸道感染、肌肉和關節疼痛，有的甚至腹痛、腹瀉。總之，使用電風扇一定要講究方法，否則好事變壞事，於身體健康反而不利。

## 涼蓆應當經常擦洗

夏天用的涼蓆，由於汗漬、污漬、灰塵等污染，會影響人身體健康。新涼蓆上面常有螨蟲，叮咬皮膚後，會出現黃豆大小的疙瘩，抓破後會引起皮膚感染和淋巴管炎、淋巴結炎，並可傳播流行性出血熱和鼠傷寒等。因此，新涼蓆不能買來就用，使用前應對它進行全面清洗，最好在開水中浸泡一下，再在陽光下曝曬數小時。這樣就可以殺死寄生蟎，使用起來既衛生又爽潔。夏季開窗通風，室外的灰塵吹到居室中，涼蓆上也會被灰塵污染。灰塵中往往帶着有害物質，對人體健康有不良影響。因此，夏季要經常清洗涼蓆，這不僅可使人感覺舒適，而且對身體健康也非常有利。

## 夏季房事保健

夏季氣候最大的特點是氣溫高、濕度大。夫妻過性生活時，如果把門窗關得緊緊的，密不透風，又沒有採取防暑降溫措施，照樣容易發生中暑現象。一旦感到全身疲乏、四肢無力、胸悶、心悸、頭昏、口渴、大汗，則是中暑先兆，應停止性生活。多食冷飲或綠豆湯之類的解暑食品，防止中暑。

夏季氣候炎熱，有些夫妻喜歡在涼爽的環境下進行性生活，但尤其需要注意室內環境溫度的高低，要隨之加蓋衣被，不宜將電風扇對着直吹、空調的溫度不可調得太低。

## 夏季浴身保健

夏季也是洗浴的季節，幾乎每天都要進行洗澡。溫水浴時，溫度感受器受到刺激，通過一系列的神經反射調節，使皮膚毛細血管和毛孔迅速擴張，血流量增加，

汗腺分泌加強，從而有效地將深部的熱量散發出來。冷
水浴時，在冷的刺激下，通過一系列的神經反射調節，
使皮膚毛細血管收縮，毛孔關閉，汗腺分泌減少。雖然
冷水沖淋帶走了體表的熱量，但體內熱量並不能及時向
外擴散。因此，夏天運動後，洗溫水澡較好，不僅有利
於機體散熱，促進新陳代謝，加快乳酸等代謝產物的清
除，還能安撫神經，使全身肌肉組織得到放鬆。雖然夏
天身體會出更多的汗，而且洗熱水澡時可能會感覺更
熱，但稍微休息一下，就會感覺到涼爽和舒適，讓人充
分享受那種神清氣爽的感覺。

當然夏季洗澡若能冷熱交替則更好。這樣體表及深
部的熱量均可帶走，還會使血管因舒縮而增加彈性和韌
性，也有利於抵抗血脂在血管壁上的沉着。夏季洗澡以
沖為主，不一定要每次都用肥皂，每天用一次或兩天用
一次為宜。因為體表的皮脂腺、汗腺分泌出油脂，形成
一層保護膜，可有效地防止病原微生物的侵襲。若經常
打肥皂，且又用力搓，易削弱皮膚的自我保護屏障，使
病邪乘虛而入。因此，要養成以沖為主的夏季洗澡習
慣。用肥皂最好用多脂性肥皂，劣質肥皂會刺激皮膚，
反而有害。另外，即使是春、秋季，若天天洗澡的人，
也要學會用肥皂的技巧。

另外，睡前洗澡，可沖去一天的積污，消除疲勞，
提高睡眠質量。而早晨洗澡，不僅使頭腦清醒，精神振
發，甚至整天都覺得神清氣爽，精力充沛，辦事效率也
高。夏季洗澡可適當加一些風油精、人丹、橘皮、醋、

茶葉、艾葉等，可醒腦提神，浴後可使人精神舒暢，甚至可以起到有病祛病、無病強身作用。

## 夏季服飾有講究

人們着裝首先要考慮的是服裝的舒適性，其次才是款式、花色、美觀。夏季服裝以輕、薄、柔軟為好，衣料的透氣性、吸熱性愈好，愈能有效地幫助人體散熱，使人穿着舒適而涼爽。

**選擇有吸濕和散濕性面料的衣服**：夏季氣候以濕熱為主，因此在穿衣服的時候，要注意選擇具有一定的吸濕和散濕性面料的衣服。如，合成纖維雖有易洗、易乾、不用熨燙等優點，但吸濕和散濕性都很差，汗水不易滲透到纖維內，妨礙汗水蒸發。因此，夏季即使穿着孔隙很大的化纖類織物也會感到悶熱。羊毛吸濕性好，但散濕性差，不宜做夏衣材料。棉布、絲綢、亞麻、人造絲，吸濕性強、散濕速度快，適合作夏季衣料。而且，純棉服飾既柔軟舒適，又經濟實惠；真絲和麻質面料能吸收陽光中的紫外線，保護皮膚免受紫外線的傷害。

**選透氣性好、熱吸收率低的服飾**：透氣性取決於衣料的厚薄、織法和纖維的性質，如麻織物和真絲織物的透氣性較好，穿這些質地的衣服感覺涼快。織法上，紡織品經緯之間呈直通氣孔的比交錯排列呈斜紋氣孔的透氣性要好。紡織品的密度愈高，透氣性愈差。同樣面料的布，密度增加一倍，透氣性減少 50%。

總的來説，稀疏、質薄、量輕、表面粗糙、彈性好、柔軟的衣料，比細密、質厚、量重、表面光滑、彈性差、不柔軟的衣料透氣性好；衣服的熱吸收率，與衣服和表面光潔有關，淺色衣服的熱吸收率比深色衣服小，手感光滑的衣服，其熱吸收率也相對較小。

**夏裝以舒適寬鬆為好**：服裝寬鬆不僅有利於活動，而且具有通風透涼，有利於散熱。夏季穿短衫、短裙、短褲是不錯的選擇。當然夏裝還要考慮到鼓風作用。女士穿喇叭裙、連衣裙，走動時能產生較好的鼓風作用，因為比穿瘦裙更涼快。另外，夏裝的開口部位（領、袖、褲腿、腰部）不宜過瘦，最好敞開些，這樣有利於通風散熱。

服飾覆蓋面積愈小，體溫散失愈快，但在炎熱的夏季，不要誤以為穿的愈暴露就會愈涼爽。因為，只有當外界氣溫低於皮膚溫度，暴露才會有涼快感。當外界氣溫高於皮膚溫度時，暴露面積不宜超過體表面積的25%，否則熱輻射就會侵入皮膚，反而更熱。

**過瘦的夏裝會影響散熱**：一些年輕人，特別是女青年喜歡穿緊身衣褲。緊身褲過緊的褲襠會阻礙女性陰部濕熱氣體的蒸發，易使細菌的繁殖，引起感染。男性穿緊身褲也是害多利少，緊身褲還容易造成股癬，有時候還會刺激人體生殖器官，影響性功能和生殖功能。此外，對於一些愛穿露臍裝、吊帶的女性，在出入有空調的場所時，應當注意防護自己的腹部和肩部，以免着涼。

**衣着色調應以清淺為主**：夏季太陽的輻射較強，溫度亦很高，不同顏色的衣服對熱量的吸收和對反射的吸收也不同。一般來說，顏色愈深，吸熱愈強、反射性愈差；顏色愈淺，反射性愈強，吸熱性愈差。因此，夏季衣着的色調應以清淺為主，應素雅大方，避免過於強烈，以反射輻射熱。比如，白色、淺綠、淺黃、淺藍等色調較為合適。

　　**軟幫鞋、皮革涼鞋為佳**：不適宜穿塑料、橡膠、人造革等材料製作的涼鞋，因為它們不具備吸濕的功能，穿着不僅感到鞋內滑膩，還會發出陣陣臭味。而且，這類涼鞋的原材料中含有大量的化學物質，還會引起皮膚過敏反應。

　　**穿透氣性好的薄棉襪子，避免穿長絲襪**：因為夏季皮膚毛孔處於舒張狀態，便於排汗降溫。穿上長絲襪後，襪子緊箍在皮膚上，不利於汗液排出和蒸發，從而影響散熱。另外，汗液排洩不暢和無機鹽等皮膚代謝產物的刺激，還會引起皮膚瘙癢。

　　**不適宜佩戴耳環、項鏈、手鐲等首飾**：金屬飾品含有一定量的鎳和鉻，可以引起接觸性皮炎。而且，金屬裝飾品中的某些成分可以溶於汗水中，並能滲入皮膚內，對健康有害。因此，夏季不宜佩戴金屬首飾。

　　**戴帽防曬的學問**：夏季強烈的陽光照射會對人體產生一系列不良影響，可導致白內障，曬傷皮膚而引發皮膚癌。在中國，老年性白內障是近年來眼病中致盲率最高的一種。因此，夏季應保護好眼睛，在強烈的陽光

下，應戴頂帽子，以減輕紫外線對眼睛的損害。帽子要
具有一定的防護能力。麥稈草帽和白平面布帽對太陽的
熱輻射遮阻力最高，其防護性能最好。遮陽帽，既可遮
陽，同時還可以增加美觀，都是夏季宜於佩戴的帽子。
另外，在防止陽光曝曬，保護眼睛，在戴帽子的同時，
還可以戴變色眼鏡或墨鏡。

# 3 | 夏季運動養生

## 夏季運動保健原則

**運動調攝應動靜結合**：夏季人體消耗較大，不可過於疲勞。因此，炎夏不宜長途跋涉，最好是就近尋幽。清晨，曙光初露，空氣清新，到溪流或草木繁茂的園林中散步，或做氣功、保健操、跳交誼舞、打太極拳等有氧運動，以便吐故納新。傍晚，漫步在江濱湖畔，習習的涼風會使人心靜如水，精神清爽，煩悶、暑熱頓消。晚上，在人少、清涼之室，聽聽音樂、看看電視，或邀三朋四友，品茗聊侃，亦愜意舒心。

**在清晨或傍晚運動**：運動宜在天氣較涼爽時進行。場地宜選擇在河湖水邊，公園庭院等空氣新鮮的地方。有條件可以到森林、海濱地區療養、度假。運動量不宜過大。因為春夏宜養陽，而劇烈的運動可致大汗淋漓，不但傷陰，也傷陽。因此，鍛鍊的項目以散步、慢跑、太極拳、廣播操為好。不少人誤以為運動越劇烈越好，甚至在運動期間即使出現不舒服，仍忍着繼續下去，這樣易導致體力透支，對身體健康不利。因此，當練到較為舒適的時候，不應該再增加運動量，應慢慢減少或者停止運動。

**運動量因人而異**：一般來說，身體健康的人，在運動後，適量的汗出會有一種舒服的暢快感，運動量應該以此為度。有喜歡晨練的話，最好在運動前喝一些水，值得注意的是，運動後，不能過量的喝冷飲，最好喝些熱茶或綠豆湯等防暑飲品。因為在運動時熱量增加，胃腸道表面溫度也急劇上升，如果運動後喝冷飲，強冷刺激會使胃腸道血管收縮，減少腺體分泌量，導致食慾減退和消化不良。停止運動後，不可用冷水給身體降溫，以免出現發熱、傷風感冒等。

**避開熾熱之時**：注意加強防護，尤其是老年人，其臟器功能減退，體內含水量比年輕人少，所以高溫天氣對老年人危害更大。一般來說，當環境氣溫達到33℃時，老年人應停止體力活動。老年人的抗熱能力不及年輕人，在高溫天氣下發生中暑的概率較高。此外，老年人的血液濃度本來就比較高，在炎熱的夏季鍛鍊後，容易誘發心腦血管疾病。應盡可能待在陰涼的地方，或待在通風或有空調的室內，或用溫水擦浴，以便安全度夏。

**多吃些鹼性食品，防止酸鹼平衡失調**：夏季體育活動時，常常汗流浹背，致使體內大量的鹽及鉀離子也隨汗水丟失，而鉀離子丟失過多，則可出現肌肉乏力、周身酸楚、心律不齊、嗜睡和精神不振等現象。此外，由於體育活動大量消耗體力，致使體內新陳代謝的中間產物——丙酮酸、乳酸等蓄積過多，此時血中的鹼貯備下降，易引發血液的酸鹼平衡失調。為了維持正常的酸鹼度，必須增加血液的鹼貯備，而鹼性食品以水果為主，水果中的西瓜、菠蘿、杏、桃、李子、哈密瓜等均富含鉀鹽。

## 夏季適宜的運動

游泳：游泳是夏季裏最為常見的鍛鍊項目。暢游在清涼舒適的碧波中，不僅暑熱頓消，還能增添生活情趣、鍛鍊身體，收到健美之效。因此，夏季運動養生，選擇游泳是一項不錯的選擇。游泳需要選擇比較乾淨的區域，一般來説，清澈見底或呈淺藍色的水域比較乾淨。另外，為安全起見，最好到海濱浴場或游泳池，避免在沒有開放的水域，以免觸碰到礁石、淤泥、漩渦、急流、水草發生意外。

在游泳前，應當要注意做好熱身運動，如扭扭脖子、腰等，使全身肌肉、關節、韌帶稍微活動，使身體逐漸適應水溫，然後再入水遊戲，以防止游泳中發生抽筋等不適。另外，在公共游泳場所游泳，容易與患有肝炎、皮膚病、眼病、肺結核、愛滋病等人共享水源，這樣容易染上傳染病，因此，即使是在用循環水的公共浴場游泳，游泳後，也要注意用自來水沖澡、漱口或刷牙，最好用眼藥水滴眼，以預防結膜炎、沙眼、流行性角膜炎等。

在飽餐或飢餓時，不宜游泳。因為，飯前腹中空虛，血糖低，不能耐受游泳時的體力消耗，飽餐後立即游泳，胃部受水的壓力作用，易引起頭痛與嘔吐，而且，游泳時，血液進入運動的肌肉，消化道的血液減少，會影響消化、吸收。此外，婦女在經期、孕期和產期均不宜游泳。若耳內進水，可採用側頭低耳跳躍法，以盡快排除耳內進水。

**健身球**：健身球也是夏季比較適合的運動項目。雙手上有許多穴位，也是許多經絡的起止處。經常練習健身球者，可通過刺激這些穴位和經絡達到疏通經絡、調和氣血、強壯內臟和健腦益智的作用。玩健身球運動量小，不受場地、天氣的限制，因此比較適宜在夏季練習。若能經常練習，對腦血管病後遺症、頸椎病、肩周炎、冠心病、手指功能障礙等均有一定的幫助。

**光腳走路**：光腳走路也是夏季比較適宜的運動。足底有許多內臟反射區，光腳在剛割的草地或者鵝卵石上散步，可以對足底的敏感點進行刺激，不僅感覺舒適，而且對身心健康大有益處。目前足底代表區學說認為，雙腳合起來是一個盤腿而坐的人，腳趾代表頭部，趾身為頸部，腳前掌為胸部，腳心為腹部，腳後跟為臀部，而四肢則在雙腳的外側。

經常用光腳走路，只要刺激量足夠，可以用來治病和消除亞健康。因此，要有意識地使所需要的代表區着地，讓它承受較大重壓而起效，就能發揮它鍛鍊身體的功效。如頭部有疾，便可踮起腳尖走，用五趾着地，以加大刺激量；腹部有疾，則找突出的鵝卵石，用腳心踩踏；若盆腔有疾，可翹起腳尖，用腳後跟踏石；四肢有疾，則雙腳歪斜，用雙腳側着地。

也有人認為，赤腳可以放電。人體組織都帶有大量的電荷，電荷過多對健康有害。動物通過四足與地面接觸便可放電，而人穿着鞋，失去了這一放電的機會。因此，應多光腳走路親近大地。

**旅遊**：夏日旅遊應該選擇到海濱和山區消夏避暑。首先是因為二者的氣溫相對較低；海濱氣候又稱海洋氣候，海洋由於它固有的特性，形成與陸地上顯著不同的氣候，夏日裏內陸已是烈日炎炎，但海濱卻涼風習習。山地氣候的特點是氣溫較低，但晝夜溫差大。一般來說，氣溫的高低與海拔高度成反比。

其次是海濱與山區的環境宜人：生活在海邊的人會感到風向在一晝夜裏會呈現有規律的變化。白天日出後，有涼風從海上吹向陸地，送來清新的空氣，尤其炎夏暑日，清涼的海風拂面而來，使人頓覺爽快，倦意全消；夜晚來臨時，風向也隨着轉成從陸地吹向水面，送走污濁的空氣。此外，在海濱空氣中，碘、氯化鈉、氯化鎂和臭氧含量通常較高。其中碘含量是大陸空氣含碘量的 40 倍，不僅能補充人體生理需要，還有殺菌作用。還有，寬廣鬆軟的沙灘，為人們進行日光浴和海水浴提供了天然場所。以上海濱氣候所具備的特有的綜合作用，可協調機體各組織器官的功能，對許多慢性疾患，如神經衰弱、支氣管炎、哮喘、風濕病、結核病、心血管系統疾患及各種皮膚病都有一定防治作用。因此，夏季旅遊最好去海濱休息 10 天左右，這樣非常有益於身心健康。

去山地旅遊也有不少好處，一般來説，山地環境對
人體健康較為有利的高度範圍是中、低山區，即海拔高
度在 500-2000 米左右的區域，它對人體健康的促進作
用，主要表現在山地氣候的療養效應和山地環境中的某
些長壽因素兩方面。山區峯巒和山澗起伏，綠樹成蔭、
山花爛漫、草木散發出的芳香性揮發性物質有一定殺菌
作用。清泉匯成壯觀的瀑布、飛濺的水滴周圍陰離子富
集，空氣格外清新，呼吸這樣的空氣，可鎮定情緒，預
防哮喘發作，還能改善肺的換氣功能。此外，山上氣
溫、氣壓較低，風速較大，太陽輻射尤其紫外線適中，
有助於鈣、磷代謝和機體免疫力的提高。山區壯闊的自
然景觀、寧靜透明的天際或變幻無窮的雲海，都令人心
曠神怡。人們可充分利用山地的自然條件作短期療養，
避暑、爬山、遊覽和散步都可，使心血管系統功能得到
鍛鍊。

以上的運動項目，只是舉例而已，其實適宜於夏季
體育鍛鍊的項目還有不少，這裏就不多説了。俗話説：
"冬練三九，夏練三伏"，這説明夏天的運動鍛鍊對健康
起着重要作用。但夏天天氣炎熱，對人體消耗較大，故
夏季參加體育活動必須講究方法，只有合理安排才能收
到好的健身效果。

## 夏季養神

夏季養神，應合自然界"生長"的規律，主動調
節情志，調動心理影響生理，保持恬靜愉快心境，神

清氣和，"無厭於日"，切忌發怒，使體內陽氣得以宣洩。在談到夏季如何進行精神養生時，《黃帝內經》裏明確指出："使志無怒，使華英成秀，使氣得洩，若所愛在外，此夏氣之應，養生之道也。"意思是説，在夏天要使精神像含苞待放的花一樣的秀美，並要切忌發怒，使機體的氣機宣暢，通洩自如，情緒外向，呈現出對外界事物有濃厚的興趣，這是適應夏季的養生之道。但夏日炎炎，往往令人心煩，而煩則更熱，故寧心靜神尤為重要。

養心就能安神：火熱主夏，內應於心。心主血，藏神，為君主之官。七情過極皆可傷心，致使心神不安，這一方面説明了不正常的情志皆可損傷心的功能；另一方面又説明了，若心的功能受到影響，可影響人體的一切機能活動，在這個意義上説，夏季養神就顯得極為重要。

特別是夏季暑氣當令，烈日酷暑，腠理開洩，汗液外洩，而汗為心之液，心氣最易耗傷，即中醫所謂"壯火食氣"。也正因為暑易入心，而心主神志，從而產生許多精神方面的症狀，如心煩、譫語、神昏等等。在中暑的病人裏，不少人可陷入昏迷狀態。

若是在長夏，天氣以濕熱為主，表現為氣溫高，無風，早晚溫度變化不明顯，這種天氣易使人感到心胸憋悶，人們會產生焦躁和厭煩情緒，易誘發精神病。

綜上所述，人的精神活動與心的功能密切相關。人在不同精神狀態下，心臟的活動是不一樣的。平靜時，心臟跳動平穩；激動時，心臟跳動加快。心臟之所以與情志有關，又是由於“心藏脈，脈舍神”的結果。血脈充盈，則神志清晰，思維敏捷，精神旺盛；血脈虧損，心血不足，則常常會導致失眠、多夢、健忘、眩暈以致精神不振等心理變異。由此看來，夏季精神養生的前提，夏季精神養生的基礎是要保護好心臟。

保持良好的情緒狀態，飽滿的精神風格：夏季要注意適應季節特點，在精神方面還要做到“使華英成秀”。保持恬靜愉悅的心境，使人神清氣和、胸懷寬廣。怎樣才能保持良好的情緒狀態，飽滿的精神風格呢？

**建立良好的興趣愛好**：只有興趣廣泛，生活充實，工作積極，才能使人顯得朝氣蓬勃。一些有意義的文娛活動，如繪畫、書法、雕刻、音樂、下棋、種花、集郵、旅遊等等，均能怡情養性、調神健身。有了良好的精神修養，可以讓人更加從容地面對生活中的坎坷；而且舒暢愉悅的情緒，有利於調節中樞神經系統興奮與抑制的調節，促進內分泌、免疫、消化功能等，對延緩臟器衰老、減少動脈硬化及其他惡性疾病的發生，都有重要意義。

**經常參加鍛鍊**：有助於保持良好的精神狀態。夏季早晨起來，散步、舞劍、慢跑、打太極拳等，可以使人凝神定氣，既可增強人體體質，又可適當調節人體情緒。

**積極參加社會交際活動**：豐富自己的信息和思想，講究禮貌和儀容，有利於心態的年輕化，從而產生積極的情緒，促進身體健康。

**調整自己的心態**：需要更新自己的觀念，努力適應變化的社會環境。要養成一種敢於捨棄與放棄的念想，只有保持達觀的心態，善於忘卻與放棄，才能享受屬於自己的美好生活，才能獲得瀟灑而又真實，盡人事而知天命，方可安然平靜地接受和享受自己的人生。

**調節情志**：應保持淡泊寧靜的心境，處事不驚，遇事不亂。凡事順其自然，靜養勿躁。有關研究證明，安靜時腎上腺素和去甲腎上腺素的分泌明顯減少，基礎代謝減慢、產熱減少。所以，越是天氣炎熱，越要心靜，這樣熱感便會減輕。

**預防情緒中暑**：炎熱的夏季，中老年人相對更容易出現情緒的異常，如表現為心境不佳、失眠煩躁、愛發脾氣、行為古怪、冷漠、對事物缺少興趣等。這主要是由於炎熱的夏季，睡眠時間和飲食量相對減少，加上出汗增多，體內電解質代謝障礙，影響大腦神經活動，故易產生情緒和行為方面的異常。當氣溫超過 35 ℃、日照超過 12 小時、濕度高於 80% 時，情緒中暑的比例會急劇上升。情緒中暑對夏季養生的危害甚大，尤其是老年人，易誘發心血管疾病，甚至發生猝死。

首先要注意靜心，越是天熱，越要靜心安神、戒躁息怒。飲食宜清淡，少吃油膩食物，多飲水，以調節體溫，改善血液循環。其次，保持居室內的通風，適當進行情緒宣洩也非常必要。再者，夏季養生要注意保持睡眠充足，因為睡眠不足也是情緒變化的重要原因。總之，在夏季，養心養神必須注意保持良好的心態，飽滿的精神狀態。

## 夏季按摩養生術

夏季，萬物繁茂秀麗，人體機能旺盛，陽氣外發，心氣火旺，故夏季養生術應動靜結合，兼練養心功法，常練不懈。

夏季感到疲勞的時候，就做一個全身按摩吧！若按摩的重點在後背的話，抗疲勞的效果最好。背部有很多內臟對應的穴位，肺腧、心腧、脾腧、腎腧、肝腧，都在後背的位置上，後背勞累則加速陽氣的流失，而放鬆背部穴位，就能起到輔助養心陽的作用。

如果是在家中，可以由家人直推背腰部 3-5 遍。以雙手掌在背腰部沿膀胱經第一、二條線自上而下直推至腰部 3-5 次，然後按壓脊柱兩側 3-5 遍。以雙手拇指指端或掌根置背部膀胱經上，自上而下，反覆按壓 3-5 遍。然後掌揉背腰部 3-5 遍。雙掌重疊自上而下按揉脊柱兩側肌肉 3-5 遍，注意手法圓滑、連貫、力量適度。按揉腎腧穴要達 2 分鐘，以兩手拇指指端置於兩側腎腧穴，同時用力按揉半分鐘，此後以掌根或大魚際在腎腧穴搓揉，如此反覆 2-3 遍，使腰部有溫熱滲透的感覺。

背部按摩不能按摩過頻或者過重，尤其是夏天最好是少用精油按摩，不然會引起身體燥熱，情緒焦躁，更不利於身體放鬆和緩解疲勞。表 3.1 介紹幾種有效的夏季按摩養生術。

## 表 3.1 三種夏季按摩養生術

| 按摩養生術 | 説　明 |
|---|---|
| 指壓兩眼間，預防心臟病 | 用食指觸摸鼻根（雙眼之間鼻樑凹陷部分），用拇指、中指並攏壓揉該處，要隨着心跳節律按摩，每次 1 分鐘即可。此時，該處皮膚溫度會上升，是夏季寧心安神、保養心臟的好方法。 |
| 輕敲腦部，預防夏季頭痛 | 一般來説，預防夏季頭痛，只需用 5 個指尖輕輕敲頭部即可。先敲整個頭部，如果在敲打時，發現有特別舒服之處，就可以把該處作為重點輕敲，至少 3 分鐘。 |
| 按摩"天柱"，防治中暑 | 將大拇指貼住天柱穴（在頸肌外側緣入髮際處），把小指和中指貼在眼尾附近，然後頭部慢慢歪斜，利用頭部重量，壓迫拇指，來按摩天柱穴。按摩該穴能預防中暑，改善頭暈、耳鳴等中暑症狀。 |

# 4 | 夏季飲食養生

## 夏季飲食須知

**夏季飲食宜清淡**：夏季人們常感食慾減退，脾胃功能較為遲鈍，此時膳食宜清淡，這樣才有助於開胃增食。清補的膳食一般總熱量略低，其營養素的構成為兩高兩低（蛋白質含量宜略高、纖維素含量應較高，脂肪及糖的含量宜略低），因此以清淡食品、素食為主。主食宜用粳米、麥粉為主要原料製成的米飯和軟食（亦稱半流質飲食，如粥、麵條、饅頭、糕、麵包、餛飩、水餃、冷麵、蒸餃等），以及各種湯、羹、糊等。副食宜用味酸（以性涼或平最佳）或性味甘涼（或甘平）的食物，並宜用酸甜類調味品。食物烹調應以涼拌、炒、蒸、煮、燉、燴為主，並保證鹽分的適度攝入。

多吃一些能夠祛暑利濕、清熱解毒的食物：清熱的食物宜在盛夏時吃，而利濕的食物，應在長夏時吃，因為中醫學認為長夏多濕。那麼，又有哪些食物具有上述作用呢？

（ⅰ）西瓜：炎夏盛暑，吃上幾塊西瓜，不但能清熱解毒，除煩止渴，而且能利尿，幫助消化，因此，夏天人們一定要吃上幾塊西瓜，特別是從事露天作業者或在室內高溫環境下工作者，每天都應該吃一點。

西瓜汁是良好的美容劑，常用新鮮的西瓜汁塗擦面部皮膚等處，具有增強皮肉彈性、減少皮膚皺紋、增添光彩的功效。事實證明，在每晚睡前，用西瓜皮內側擦皮膚一次，時間 5 分鐘，次日清晨再用清水洗淨，這樣用一段時間後，可獲護膚美容之效。

西瓜儘管好處很多，但也必須講究吃的方法。如不要吃的太多，因為一次食之太多，大量的水分到胃裏會沖淡胃液，降低胃酸，造成消化不良。一些人還喜歡吃冰鎮西瓜，但不能吃冰鎮時間過長的西瓜，因為口腔內的唾液腺、舌部味覺神經和牙周神經會因冷刺激而幾乎處於麻痹狀態，以致難以品嚐到西瓜的真正味道。但更重要的是傷脾胃，引起各種疾病。一般地說，西瓜放進冰箱裏不要超過 3 小時，這樣既不傷脾胃，又能品嚐到西瓜的真正味道。

（ii）苦瓜：歷代名醫皆認為苦瓜有清暑滌熱，明目解毒的作用。如李時珍說："苦瓜氣味苦、寒、無毒，具有除邪熱、解勞乏、清心明目、益氣壯陽"的功效。夏天，人易患中暑，加之多雨、濕熱，有利於細菌的生長繁殖，食物易腐爛變質，致使腸炎、痢疾等胃腸道疾患多有發生。所以，夏季常食苦瓜對身體極為有利。那麼，又怎樣吃呢？

用苦瓜做成涼茶，夏季飲用，清火消暑；將苦瓜切成片，鹽醃片刻，再加以豆豉同煎，色美味鮮；治中暑發熱，用鮮苦瓜一個，截斷去瓤，納入茶葉，再結合，懸掛通風處陰乾。取下洗淨，連同茶葉切碎，混勻，每次 5-10 克，水煎或泡開水代茶飲；煩熱口渴，用鮮苦瓜一個，剖開去瓤，切碎，水煎服；急性痢疾可用鮮苦瓜一個，搗爛如泥，加糖適量，和勻，2 小時後將水濾出，冷服。

（iii）烏梅：盛夏之際，為保全家身體健康，最好能在您的家庭飲食中多安排喝些烏梅汁，酸梅湯。烏梅性平、味酸，入肝、脾、肺及大腸。具有解熱、除煩、止瀉、鎮咳、驅蟲等功效。盛夏多食烏梅，首先可以增加抗菌力，烏梅對痢疾桿菌、大腸桿菌、傷寒、結核、綠膿桿菌及各種皮膚真菌有抑制作用。此外，烏梅含有能提高肝臟解毒能力的微量苦味酸，能使膽囊收縮，促進膽汁分泌，且能抗蛋白過敏。同時，烏梅還能有效地分解肌肉組織中的乳酸、焦性葡萄酸，使人消除疲勞，恢復體力。對於肩膀常酸痛的老人多飲烏梅汁，還能治病健身。

（iv）草莓：草莓果肉多汁，酸甜適口，香味濃郁，營養豐富，有"水果皇后"的美稱。草莓不但好吃，還有一定的藥用價值，中醫認為，它能清暑、解熱、潤肺化痰、利尿止瀉、助消化等功效。近年來又發現它對防止動脈粥樣硬化、冠心病及腦溢血等具有一定的功效。果實中的維他命及果膠，對治療痔瘡、高血壓、高膽固醇均有顯著效果，由它提煉出的"草莓胺"，對治療白血病、障礙性貧血等血液病也有功效。草莓中還含有抗癌成分，可抑制惡性腫瘤生長。草莓的吃法很多，除鮮食外，還適合製成果醬、果汁、果酒、果脯等。

（ⅴ）番茄：儘管一年四季市場上皆能見到，但還是以熱天最多。番茄營養豐富，其中維他命P的含量是蔬果中的第一名，維他命A的含量是萵筍的15倍；維他命C則相當於兩市斤半（一市斤＝10兩）蘋果、三市斤香蕉、四市斤梨的含量。色、香、味俱佳的番茄，不但供食用，亦可藥用。中醫學認為它味酸甘、性平，有清熱解毒、涼血平肝、解暑止渴的作用；適用於中暑、高血壓、牙齦出血、胃熱口苦、發熱煩渴等症。

（ⅵ）綠豆：李時珍曾高度評價綠豆為"濟世之良穀也"。熱天，工作和勞動之餘喝一碗綠豆湯，自有神清氣爽、煩渴盡去、暑熱全消、心曠神怡之感，這是由於綠豆具有清熱解暑、止渴利尿的功效。綠豆湯可以冷飲，也可以熱食，可以甜服，也可以淡喝，能適應不同人的口味，方法簡便，效果滿意。更可貴的是綠豆能解一切毒物中毒，如酒毒、野菌毒、砒霜毒、丹石毒、藥物毒，尤其是食物中毒，這在易發生食物中毒的夏天，用處是很大的。此外，綠豆還能消腫止癢、收斂生肌，而皮膚生瘡多在熱天，諸如痱子、皮炎、濕疹、癤腫等，燙傷也是熱天較多。對於痱子，可將綠豆、荷葉、白糖同燒成湯，喝了可消炎止癢，並用煮熟的綠豆塗擦患部，有明顯的止癢消腫的效果。

（ⅶ）黃瓜：《本草求真》裏說黃瓜"氣味甘寒，服此能清熱利水"，因此，炎熱的夏天多吃些黃瓜是有好處的。黃瓜的含水量為 96-98％，為蔬菜中含水量最高的。它含的纖維素，非常嬌嫩，這在促進腸道中腐敗食物的排洩和降低膽固醇方面均有一定作用。更可喜的是，鮮黃瓜還含有丙醇二酸，可抑制糖類物質轉變為脂肪，多吃黃瓜可減肥，這對胖人大有好處。生吃、涼拌、炒食、醃製均可。但生吃黃瓜應特別注意衛生，洗淨後用開水燙一下更好。在涼拌時加上醋，不但好吃，還可殺菌，可防止腸道疾病。

**宜祛暑生津為主，輔以滋陰益氣**：具有這類功效的常見食物有：炒大麥粉、菠菜、藕、茭白、西瓜、甜瓜、菜瓜、桃子、檸檬、蘋果、葡萄、椰子、橙子、柚子、柑、甘蔗、綠豆、番茄、竹筍、黃瓜、胡蘿蔔、枸杞苗、豆腐、滑菜（冬葵）、雞蛋、牛奶等。另外，常食桑椹、蓮子等也能清熱除燥。

**注意不要損傷脾肺之氣**：《千金要方》裏說："夏七十二日，省苦增辛，以養肺氣。"意思是，夏天儘管天氣熱，但人們不可食苦味的食物太多，一定要多吃點辛味的食物，這樣可避免心氣偏亢（中醫認為苦味入心），有助於補益肺氣（心屬火，肺屬金，火剋金，心火不亢，肺氣平和）。此外，夏天一定要少吃太熱的食物。夏季炎熱的刺激，使神經中樞處於緊張狀態，內分泌腺的活動水平也有改變，引起消化能力減低，胃口不開，不欲飲食。因此，夏季最好吃些清淡少油、易消化的食物，如果吃含脂肪多的食物，易使胃液分泌減少，胃排空減慢。

夏季應控制冷食冷飲：隨着人們生活水平的提高，飲料走進了千家萬戶，尤其是在炎熱的夏天，五顏六色的飲料，幾乎成了人們愛不釋手的佳品。一般地說，夏季氣候炎熱，常致腠理開洩，出汗很多，人們時時感到口渴，所以喝點冷飲，能幫助體內散發熱量，補充體內水分、鹽類、維他命，可起到生津止渴、清熱解暑的作用。但中醫養生認為，夏季人體陽氣在外，陰氣內伏，胃液分泌相對減少，消化功能低下，故切忌因貪涼而暴吃冷飲。如果過量，會引起疾病，使人胃脹難受，以致腹痛、腹瀉。所以民間諺語說："天時雖熱，不可貪涼；瓜果雖美，不可多食"，這是人們長期生活經驗的總結。

此外，大汗之時不要過量飲用冷飲，因為冷飲飲用太多，不僅不能盡快地補充和調節體內鹽類和水分的丟失，反而沖淡了胃液，降低胃液的殺菌力，使致病微生物通過胃腸道，引起胃炎、腸炎、痢疾等疾病。尤其是對某些慢性病患者，吃冷飲更要有所選擇和節制。例如，冠心病患者、哮喘、慢性支氣管炎，不宜多吃冰凍的食品，以免加重病情或誘使舊病復發；對於胃潰瘍病、胃酸過多的疾病，不宜多用含酸味的冷飲；糖尿病患者，在自製冷飲中，應少加或不加糖，否則飲時會感到口中甜膩或胃部不適。

還需說明的是，喝飲料不能替代飲水。因為飲料大多含有一定的糖分，飲料中的糖分越高，滲透壓也越高，越不易為細胞所吸收，反而會帶走細胞內水分，容易引起體內失水。另外，以冷飲解渴常難以達到目的，導致頻繁暴飲，對消化道是一個很強的冷刺激，會引起消化道異常蠕動和功能紊亂，導致腹痛、腹瀉等。

## 解暑還是茶水好

冷飲儘管喝着舒服，也有一定的解暑效果。但解暑還是喝茶好，溫熱的茶水是夏季較理想的飲料。科學人員對炎熱天喝溫茶水和喝飲料的兩組人皮溫測定表明，溫茶能降低皮膚溫度 1-2℃，而冷飲僅能使口腔周圍變冷；喝茶水者感覺清涼舒適，渴感全消，而喝冷飲者周身不暢、渴感未消。與體溫相近的溫茶，水分子能較快排列整齊地進入腸壁，所以很能解渴。

**菊花龍井茶**：菊花 10 克，龍井茶 5 克。將二味去雜質，和勻放茶杯內，沖泡開水，加蓋，泡 10 分鐘後即可飲用。具有舒風散熱、清肝明目的功效，適宜用於早期高血壓、肝鬱頭痛、結膜炎等病症。

**藿香茶**：藿香、佩蘭各 10 克。清水洗淨，切碎，沖入開水泡 10 分鐘。具有解毒去暑的功效，是夏季解毒去暑的佳品。

**豆葉茶**：鮮扁豆葉 100 克。清水洗淨，將葉搗爛取汁，沖開水飲用。具有解熱清暑的功效。

**枇杷竹葉茶**：枇杷葉、鮮竹葉、蘆根各 20 克。清水洗淨，切成細末，放入沙鍋內，加水 500 毫升，煎15 分鐘，去渣濾液，趁熱加入少許白糖和鹽，是清暑的佳品。

**清暑茶**：青蒿 300 克，荷葉 360 克，藿香 280 克，甘草 90 克。將青蒿、荷葉、藿香切碎，用文火微炒，甘草切塊，與這些藥混合，分裝，每袋 13 克，1 次 1 包，每日 2 次，開水泡飲。具有清熱解暑的功效。

**鹽茶**：茶葉 10 克，鹽 5 克。用沸水 1000 毫升沖泡溶解，待涼飲用。具有預防中暑的功效。

**翠衣涼茶**：鮮西瓜皮 18 克，炒梔子 3.8 克，赤芍 6 克，黃連 1 克，甘草 1 克，白糖 15 克。將西瓜皮切成小塊，與其他藥物一起放入鍋中，加水一碗半，文火煮 20 分鐘，濾取汁液，放入白糖，攪勻，待涼飲用。每日 1 次，適於中暑發熱、煩悶口渴等病症。

**苦瓜茶**：苦瓜 1 條，綠茶 15 克。將苦瓜上端切開，挖去瓤，裝入綠茶，把苦瓜掛於通風處陰乾。取下洗淨，連同茶葉切碎，混勻，每次取 10 克放入杯中，以沸水沖泡，悶半小時，可頻頻飲用。具有清熱解暑、除煩的功效。適於中暑發熱、口渴煩躁、小便不利等病症。

**蓮花茶**：蓮花 6 克，綠茶 3 克。取 7 月間含苞未放的大蓮花花蕾或開放的花，陰乾，和茶葉共研細末。每日 1 次，用白開水沖泡，代茶飲。蓮花性味甘涼，能清心涼血。《日華子本草》稱蓮花"鎮心，益色駐顏"。另外，由於是由蓮花和綠茶組成，故適用於冠心病、高血壓、高脂血症、膽石症、糖尿病等患者飲用。也可作為保健飲料，平日常飲。

**荷蘆飲**：鮮荷葉與鮮蘆根各 50 克，加水煎服。可治因暑熱引起的胸悶、頭脹及口渴等。

楂荷茶：山楂 30 克，鮮荷葉 50 克。將荷葉、山楂切小塊，水煎去渣，放涼後即可飲用。能治暑熱頭昏、高血壓眩暈、高血脂等。

綠茶：夏季暑氣當令，氣候炎熱，大汗淋漓，人體內津液消耗大。在農曆四、五、六 3 個月裏，人若要喝茶，宜常飲龍井、毛峯、碧螺春、珠茶、珍眉、大方等綠茶。中醫認為，夏季喝綠茶綠葉湯，對身體健康有益。綠茶清鮮爽口，性味苦寒，具有清暑解熱、去火降燥、止渴生津的作用。滋味甘香的綠茶，富含維他命、氨基酸、礦物質等營養成分。所以，在驕陽似火的夏天，常飲些綠茶，既有消暑解熱、解毒之功，又有增補營養之效。

## 夏季喝水的學問

在揮汗如雨的夏天，就必須講究喝水的學問。

飲水莫待口渴時：不少人的生活習慣都是以口渴與否來決定喝水的時間，實際上這是不科學的。因為口渴表明人體水分已失去平衡，細胞開始脫水，此時喝水為時已晚。

大渴忌過飲：人若在大渴時，最易一次飲水過多，從而使胃難以適應，造成不良後果。古人主張“不欲極渴而飲，飲不過多”，就是防止渴不擇飲的科學方法。如果一旦出現大渴難耐的情況，應緩緩飲水，避免身體受到傷害。

**睡前不宜多飲水**：當人處於睡眠狀態時，人體只是維持基礎代謝，各種代謝都進行得非常緩慢，不需要過多的水分，而且睡前飲水過多，不利於夜間休息。

**用餐之時不喝水**：進餐時飲水，會沖淡消化液，不利於食物的消化吸收，長此下去對身體不利。

**晨起喝水有助健康**：早晨飲水可補充一夜所消耗的水分，降低血液濃度，促進血液循環，維持體液的正常水平。

**最好喝礦泉水**：礦泉水不含糖分，沒有刺激作用，不像一些飲料具有刺激性，也不像果汁飲料含有大量的糖分。在一些發達國家，人們均視礦泉水為最佳保健飲料。

## 自製消暑飲料

**三鮮飲**：用鮮竹葉、鮮荷葉、鮮薄荷各 30 克，加水煎煮約 10 分鐘取汁，再加入適量蜂蜜代茶飲用，可起生津止渴，清熱解毒的功效。

**香薷飲**：潔淨的香薷 10 克、厚朴 5 克，用剪刀剪碎，白扁豆 5 克炒黃搗碎，放入保溫杯中，以沸水沖泡、蓋嚴溫浸 1 小時，代茶頻飲，每日 2 次，對於夏季感冒，以發熱、頭沉、倦怠、吐瀉為主症者，效果較好。

**三仙飲**：用金銀花 10 克，土茯苓 20 克，生蠶豆 30 克，加水煎煮，以蠶豆煮熟為度，飲汁食豆，有消暑健身，清熱解毒的作用，尤宜用於伏天好生痱子、瘡癬者。

**五豆湯飲料**：取綠豆、赤小豆、黑豆、白扁豆各適量，生甘草 10 克，煮沸涼後代茶飲。本湯營養豐富，味道甜美，既可補充鹽分，又能清暑解渴。

**三花飲**：野菊花、荷花各 10 克，茉莉花 3 克。洗淨後以沸水沖泡，加蓋稍冷後當茶飲，有消暑解熱、芳香開竅，去心胸煩熱的作用。

## 自製飲料注意事項

適合夏季飲用的飲料很多，為了保證配製的飲料乾淨、衛生，一定要注意以下幾點。

第一，要用涼開水配製飲料，而不要用自來水，自來水雖經過消毒處理，仍然會留下一些病菌；

第二，配製出的飲料存放時間不宜過長（即使放在冰箱內也是如此），最好是當天飲用。因配製的飲料，甜度和酸度都不高，在這種條件下，微生物繁殖很快；

第三，自製飲料時，所用的蔗糖、牛乳、澱粉等原料需要首先加熱滅菌，待放涼後，加入適量涼開水，迅速放入冰箱冷凍室以備用，以免混合料被微生物污染。

## 注意飲食衛生

夏季飲食調養，除了以上必須做到外，最後不可忽視的是一定要注意飲食衛生。原因是，夏天喝水多，沖淡了胃液，降低了胃液的殺菌力，使致病微生物容易通過胃進入腸道；另一方面，濕熱的氣候環境也適合微生物的生長繁殖，食物極易腐敗變質。因此，夏天必須把好"病從口入"這一關。

要注意生吃瓜果的消毒：蔬菜、瓜果生吃，不僅口感好，而且能攝取更多的營養物質，但是生吃這些東西又極易傳染上疾病，所以必須注意消毒。

方法之一是用開水燙泡，將番茄、蘿蔔、黃瓜等瓜果先用自來水沖洗乾淨，然後放入開水中燙泡 2-3 分鐘，或放入 80℃以上的熱水裏燙泡 7-8 分鐘，即可殺滅痢疾桿菌等腸道病菌；方法之二是將瓜果蔬菜用自來水洗乾淨後，再放入現配製的 0.1-0.2％高錳酸鉀溶液中浸泡 5-10 分鐘，可殺滅痢疾桿菌、傷寒桿菌、金黃色葡萄球菌等，浸泡後再用冷開水沖洗乾淨即可；方法之三是用洗潔靈消毒：在一公斤清水中滴入幾滴洗潔靈溶液，將蔬菜、瓜果放入浸泡幾分鐘，然後用冷開水沖淨即可食用。

將買回來的蔬菜略為晾乾，把枯黃腐爛的葉子摘去，將新鮮蔬菜整齊放入塑料袋內，紮緊袋口，置於陰涼通風處，這樣保存的蔬菜，一兩天內不會變黃枯萎。

在鮮蛋的殼面均勻地塗抹一層食用油，便可防止蛋殼內的水分蒸發，阻止外部細菌侵入蛋內，這是一種最簡便的鮮蛋保鮮法。

用熱水將鹽化開，水涼時將豆腐浸於鹽水中。一般一斤豆腐一兩鹽，豆腐不但數日不壞，而且做菜時不必再放鹽。

不要忽略了家庭案板的消毒：有人對家用案板進行

細菌學調查，在案板直徑 10 厘米的使用表面上，用直徑 1 厘米鑽頭，鑽深約 3 毫米，取木片置於細菌培養基中培養，檢查大腸桿菌數以萬計。可見，案板若不經常刷洗消毒，污染是很嚴重的。家庭使用的案板必須使用洗滌劑及棕刷充分刷洗，使木見本色，特別是縫隙，切痕更應細緻沖刷，最後用清水沖淨，豎放待其自然乾燥。

為了防止案板生熟不分使用混亂，可準備幾塊案板，如有的做麵食；有的切蔬菜，剁菜餡。此外，刀同案板是形影不離的兩件工具，所以一般家庭備兩把為宜，分為"生""熟"專用，嚴格保持操作衛生。

## 夏季食補四宜

**宜清涼解暑**：宜食用清涼食物和各種瓜果，如綠豆、玉米、毛豆、西瓜、冬瓜、黃瓜等，一方面可解暑氣，另一方面又可補充因出汗多而損耗的大量體液和礦物質。

**宜以苦為補**：苦味雖不那麼受歡迎，但其瀉火、通下的作用不可低估。苦瓜、啤酒（少量飲用）等可平息心火，減少出汗，保存津液（但不可太過，以防苦寒敗胃）。

**宜芳香祛濕**：由於陰雨連綿，氣候潮濕，氣壓低等因素，可影響血液循環，使人周身乏力，甚至關節酸痛。宜選用藿香、佩蘭、生薏仁米、陳皮、炒防風等煮湯、熬粥服用，可祛濕除邪。

**宜健脾化濕**：適用於脾虛、苦夏者，用焦白朮、炒薏仁米、製蒼朮、扁豆衣等煎湯，日服用 2 次；或研磨成末，泡湯代茶飲，對脾虛生濕、見食生厭、口中發黏者有一定補益作用。

## 夏季高血壓患者茶療方法

夏季天氣炎熱，高血壓患者除了堅持藥物治療外，也需要服用既能解暑又能降壓，且清涼可口的飲料。現介紹幾種夏季茶療降血壓的方法：

**荷葉茶**：荷葉的浸劑和煎劑，可擴張血管、清熱解暑、降血壓，還是減肥良藥。取適量的鮮荷葉，清洗乾淨，切成碎末，加開水沖泡，放涼後飲用。

**蓮心茶**：蓮心，即蓮子中間青綠的胚芽，其味極苦。取蓮心 12 克，開水沖泡飲用，除能降血壓外，還能清熱、安神、強心。

**玉米鬚茶**：玉米鬚有很好的降壓、利尿、止血、止瀉和健胃等功能。每次取玉米鬚 25 克，開水沖泡飲用，一日數次。適於治療因腎炎引起的浮腫和高血壓，療效明顯而穩定。

**枸杞茶**：枸杞除了可降低血壓、膽固醇和防止動脈硬化外，還具有補肝益腎、潤燥明目等作用。一般每日用量 9 克，開水衝泡飲用。

**決明子茶**：決明子具有除風散熱、清肝明目、利水通便的功效，適用於患高血壓、便秘的人。每日服用 15-30 克，炒黃、水煮，待涼後飲用。

**茉莉花茶**：茉莉花具有疏風清熱、明目解毒的功效，適用於高血壓、冠心病患者。每日服用 10-20 克，水煮或開水泡服均可。

　　**山楂茶**：山楂具有消食健胃、生津止渴、活血散瘀等功效，適用於高血壓、冠心病等患者。每日服用 15-30 克，加水適量，熬煎濃湯，待涼後飲用。

## 夏季糖尿病患者茶療方法

　　夏季烈日炎炎，適當地喝些飲料，對於防暑大有好處。但是，市場上銷售的各種飲料均含有糖，對糖尿病患者來說，會加重病情的發展，不利於身體健康。

　　其實，糖尿病患者不妨自己動手配製幾款既對糖尿病有輔助治療作用，又可解渴消暑的茶水，以度過炎熱難耐的盛夏。

　　**麥冬茶**：取麥冬、黨參、北沙參、玉竹、天花粉各 9 克，知母、烏梅、甘草各 6 克，研成粗末，加入綠茶末 50 克，煎茶水 1000 毫升，待涼後飲用。

　　**羅漢果茶**：取羅漢果 2 個，開水沖泡後飲用。

　　**桑白枸杞子茶**：取桑白皮 12 克、枸杞子 15 克，加水適量，熬煎濃湯，涼後飲用。

　　**山楂明子茶**：取山楂 15 克、荷葉 15 克、決明子 10 克，共研成細末，加水適量，熬煎濃湯，涼後飲用。

　　**番茄西瓜皮茶**：取番茄 20 克、西瓜皮 15 克、冬瓜皮 15 克、天花粉 15 克，加水適量，熬煎濃湯，涼後飲用。

## 小兒暑熱宜食療

宜用三鮮飲：鮮荷葉、鮮竹葉、鮮薄荷各 30 克，加水適量，熬煮濃湯，取湯拌蜂蜜，代茶飲。具有生津止渴，清熱解暑的功效。

宜用綠豆棗湯：綠豆 250 克，紅棗 15 克，加水適量，熬煎濃湯，煎好後加入糖少許，溫服。綠豆甘涼，具有清膽養胃、解暑止渴的功效。紅棗健脾益氣，兩者合用，適用於發熱而微汗者。

宜用六味鮮汁飲：將西瓜汁、番茄汁、梨汁、鮮藕汁、甘蔗汁、荸薺汁六汁混合當茶飲。適用於口渴、心煩、食慾不振及小便赤黃等症。

宜用荷葉冬瓜湯：嫩荷葉 1 張（切碎），鮮冬瓜 500 克（切片），加水 1000 毫升，熬煮濃湯，湯成後去荷葉，加入食鹽少許服用。適於治療夏季低熱、口渴心煩等病症，療效較佳。

宜用八寶清暑粥：桂圓肉 10 克，蓮子肉 10 克，花生 10 克，麥冬 10 克，芡實 10 克，綠豆 10 克，蜜棗 10 個（去核），糯米 50 克，加水適量，熬煮成粥，待涼後食用。具有醒脾健胃，清熱祛暑的功效。

## 盛夏幼兒保健宜補鈣

盛夏正是孩子補鈣最好的季節。因為，夏天氣溫高，陽光充足，紫外線強，幼兒皮膚經紫外線照射後，很快將皮膚中的 7－脫氫膽固醇轉變成維他命 D，使體內維他命 D 倍增，有利於鈣的吸收。

家長們宜多讓小兒到戶外活動，時間長了，其運動量也隨之增大，體內血液循環加速，骨髓、牙髓的供血充足，有利於鈣的吸收和利用。

骨和牙齒的代謝，與各種微量元素（鎂、鋅、磷、銅等）和維他命，尤其是維他命 C 的關係很大。而夏季各種新鮮蔬菜、瓜果很多，攝入量也大，這些又是有利於鈣的吸收和利用的良好條件。

幼兒補鈣一是盡量採取食補，多吃富含鈣的食物，如海帶、牛奶和豆製品，食譜要廣，不要偏食，如多吃富含維他命 C（蔬菜、瓜果）和維他命 D 的食品；二是重度缺鈣者可酌情補充鈣劑。

## 夏季食忌

**夏季飲食三忌**：忌食濕熱及辛辣、忌過量食苦、忌食不潔。

（ⅰ）忌食濕熱、辛辣的食物：因這類食物易助熱生火，令體內陽熱過盛，發為熱毒；若人體虛弱，元氣不足，食用此類食物，容易耗液傷津。

（ⅱ）忌過量食用苦味的食物：《金匱要略》指出"夏不食心"，"心"即苦味的食物，進食苦味助心氣，而制肺氣。

（ⅲ）忌食不潔的食物：夏季，食物容易變質，應注意"病從口入"，不喝生水，不吃未洗淨的生菜瓜果，不吃變味的食物，以防發生腸道病變。

**涼拌菜衛生四忌**：忌不新鮮、忌不洗淨、忌久存、器具必須消毒。

（ｉ）製作涼拌菜的蔬菜忌不新鮮：如果用不新鮮的蔬菜製作涼拌菜，加上清洗消毒不嚴格，食用這種涼拌菜會導致腸胃疾病的發生。所以，製作涼拌菜所用的蔬菜，必須選用新鮮的，製作時也必須沖洗乾淨，最好用開水燙一下，也可用洗滌劑等泡後沖淨。這樣一來，大大減少了附在蔬菜上的細菌和寄生蟲卵。同時，用熟食品做涼菜時，應重新加熱蒸煮，適當加入醋等做配料，不但味美可口，而且能起一定的殺菌作用。

（ｉｉ）製作涼拌菜的蔬菜忌不洗淨：有一些蔬菜如黃瓜、番茄、綠豆芽、萵筍等，在生長過程中，易受農藥、寄生蟲和細菌的污染，這些都是人肉眼看不見的。瓜果不洗淨或僅用乾淨的抹布擦是很不衛生的，製成涼拌菜後有可能造成腸道傳染病。清洗的最好方法是用流水沖洗。流水可除去90％以上的細菌和寄生蟲卵。在拌製前的洗滌工作要認真，可以先用冷水洗，再用開水燙一下，可殺死未洗盡的殘餘細菌和寄生蟲卵。能去皮則去皮，再加工成涼拌菜，比較衛生。

（ｉｉｉ）製作涼拌菜的器具忌直接使用：做涼拌菜的刀、砧板、碗、盤、抹布等，在使用之前必須清洗乾淨，最好先用開水泡一泡，餐具最好還要在開水中煮5分鐘左右。總之，必須經過充分消毒處理後才能使用，也可用特製的清洗劑來清洗。

（ｉｖ）忌在冰箱中久存涼拌菜：夏季，人們往往喜歡把涼拌菜放入冰箱中，冷藏一下，再取出食用，甚至長時間存放在冰箱裏，慢慢取食。其實，這樣做極不衛生。儘管大多數病菌都是嗜鹽菌，喜歡在 20-30℃的溫熱條件下生長，但有一種病菌也可在冰箱冷藏室的溫度下繁殖。這種病菌會引起與沙門氏菌所引起的極為相似的腸道疾病，並伴有類似闌尾炎、關節炎等病的疼痛。

**忌多吃生冷、寒涼食物**：夏季是一年中天氣最熱的季節，也是萬物生長最茂盛的時令。由於氣候炎熱，揮汗如雨，唇乾舌燥，心中煩熱，如果吃上一塊西瓜，或喝上一杯冰涼的冷飲，又解渴，又去暑，確實愜意。因此，有的人往往貪圖一時痛快，多吃生冷食物。殊不知，一切事物均以適度為宜，太過則對身體健康不利。

因為，夏季人的消化功能較弱，在飲食方面，過多吃生冷食物，近則立即誘發腸胃痙攣，引起腹痛、腹瀉；遠則秋季生病"報復"。腸胃受冷刺激過度，還可使膽道痙攣，導致膽囊炎、膽結石等疾病的發生和使心血管收縮，心臟負擔加重，對有心血管疾病的人也很不利。因此，身體健康的人，也忌多吃生冷食物。

在夏令時節應選吃一些祛濕清熱的食物，以加強抵抗力。如冬瓜、荷葉能消暑去濕；扁豆則能健脾祛濕。但除"因時進食"外，還要"因人進食"。不要盲目認為，夏日多進食清涼解熱食物，對身體有好處。如有的人體質虛寒，對芥菜、西瓜等寒涼食物，應忌多吃。

**忌食時間過久但無腐敗氣味的食物**：在炎熱的夏季，人們在選購和製作食品時，要養成摸一摸、聞一聞的習慣。但是，被一種變形桿菌污染的食物，看上去既不爛，也不臭，食用後卻照樣使人中毒。

變形桿菌和其他細菌不一樣，它不分解蛋白質，只分解多肽類。所以，當熟肉帶有大量變形桿菌時，是沒有腐敗現象的。極易被污染的食品主要是熟肉類、動物內臟及蛋類等，也包括涼拌菜及豆製品。生的肉類和內臟是主要的污染源。在烹調過程中，生熟食品交叉污染和熟後食品在 20℃以上高溫下放置時間較長時，可以使變形桿菌大量繁殖，如不加熱，則極易引起食物中毒。

人們食入被變形桿菌污染的食物後，大量的變形桿菌在腸道內繼續繁殖，同時變成腸毒素，使人發生嘔吐、噁心、頭暈、頭痛、乏力、陣發性劇烈腹痛、腹瀉等胃腸炎症狀。為此，食堂或家庭在採購和製作食物時，都要警惕這類被污染食物，防止生熟交叉；涼拌菜一定要做好消毒和拌後的防護，剩飯要做好加熱處理。

**吃冷凍食品切忌狼吞虎嚥**：如果短時間食用冷凍食品過多過急，胃腸會一時失去大量的熱量而受到傷害；另一方面，胃腸還分泌各種消化液，特別是胃酸，以消化食物和殺死、抑制食物中的細菌，一時失熱過多，胃腸壁血管收縮，血流量減少，消化液必然大量減少，殺菌能力大大降低，細菌性疾病就會發生。當然，過多過急食用冷凍食品，是否會發生疾病，與一個人的體質強弱有關。但是，從衛生角度來考慮，吃冷凍食品切忌狼吞虎嚥，還是慢飲慢食為好。

忌常食熱性調料：夏秋季燥熱、氣溫高，人們會使用熱性調料製作大菜，如八角、小茴香、桂皮、花椒、白胡椒等，烹製的菜特別香，口感好。但是，經常食用熱性調料製作的菜餚，不利於人的身體健康。

因為，熱性調料本身含有辛辣的特點，以其製作的菜餚，健康人食用以後，一方面會感到非常煩躁；另一方面還會引起消化道和泌尿道的一些病症。其危害具體表現為：一是會引起便秘、腸脹氣、痔瘡、尿痛、腎痛、血尿等病症；二是會引起全身疾病，如唇燥裂、口角炎、咽炎、頭暈等；三是慢性病如肝病、心臟病、肺結核、高血壓、動脈硬化、甲亢等患者，食用熱性調料製作的菜餚後會導致病情加重。所以，夏秋季忌常食熱性調料。

## 夏季藥養

夏季晝長夜短，酷暑外蒸，人體氣血趨向體表，汗液增多，氣陰耗傷，身體需以藥物調補。無病及體質差異不大者，暑天可選用一些性微涼，有清暑生津作用的藥品，如菊花、藿香、沙參、西洋參、玉竹等以達補氣養陰，清熱去暑的目的。身體虛弱者，可根據情況選用黨參、黃芪、山藥等，但不宜選用過於溫熱，厚膩的補品。

長夏，是指夏秋交接之季。此時陽熱下降，氤氳熏蒸，水汽上騰，潮濕充斥，為一年之中濕氣最盛的季節。長夏的藥養，與夏季略有不同，因長夏濕氣較重，濕為陰邪，侵犯人體易損陽氣。脾是運化水濕的主要臟器，性喜燥而惡濕。如果濕邪留滯，則常先困脾，脾受濕困，則陽氣受損更甚，故藥養應健脾利濕。可選用黨參、白朮、雲苓、山藥、大棗、薏苡仁、蓮米等。

## 去"火"宜食補與藥補相結合

從中醫的角度看，在臨床上所講的夏季之"火"是一種致病因素，有外感、內生之分。外感"火"、"熱"之邪，其實就是熱邪，只是程度不同。"火"乃"熱"之極也。內生火熱多因陽盛有餘火，或陰虛火旺，或邪鬱化火，或五志過極，氣機不暢，陽氣不能宣發所致。主要有以下幾種：

低熱、盜汗、心煩、口乾等症狀，屬於心火中的虛火，可以經常食用蓮子大米粥，或用生地、麥冬等泡茶喝；口腔潰瘍、口乾、小便短赤、心煩易怒等症狀，屬於心火中的實火，可服導赤散或牛黃清心丸。

乾咳無痰或痰少而黏、潮熱盜汗、手足心熱、失眠、舌紅，屬肺火。可以經常用百合、紅棗、大米適量煮粥吃，或用沙冬、麥冬泡茶飲。

胃火也分虛實。實火表現為上腹不適、口乾口苦、大便乾硬，可以經常用梔子、淡竹葉泡茶喝。虛火表現為輕咳嗽、食量小、便秘、腹脹、舌紅，可吃些有滋養胃陰作用的梨汁、甘蔗、蜂蜜等。

肝火常表現為頭痛、頭暈、耳鳴、眼乾、口苦口臭、兩脅脹痛。可以經常服用龍膽瀉肝丸或龍膽瀉肝湯。

有腎虛火者常頭暈目眩、耳鳴耳聾、牙齒過早鬆動、五心煩躁、腰腿酸痛。可以經常用枸杞子、地骨皮泡茶飲，或口服六味地黃丸、知柏地黃丸。

## 夏季女性疲勞宜藥補

**加味逍遙丸**：功效舒肝清熱，健脾養血。適用於夏季頭暈，目眩，低熱倦怠，食少，月經不調等肝鬱血虛，肝脾不和證。日服蜜丸2次，每次1丸；水丸2次，每次6克。

**白鳳丸**：功效補氣養血，養陰調陽。夏季服用可以增強免疫功能和抗感染能力。日服2次，每次1丸。

**人參益母丸**：功效補養氣血，化瘀調經。適用於夏季氣血兩虧，體弱倦怠，心力交瘁，兼有經量少，經色暗，經期長，面色無華，毛髮乾枯者。日服2次，初次1丸。

**補中益氣丸**：功效益氣升陽，調補脾胃。適用於夏季納差，神疲，畏寒，自汗，虛熱懶言，以及氣虛不能攝血所致的不規則出血。日服蜜丸2次，每次1丸；水丸2次，1次6克。

**知柏地黃丸**：功效滋補肝腎，養陰瀉火。適用於夏季腎陰不足，虛火上炎，腰膝酸軟，眩暈，耳鳴，潮熱等。日服蜜丸，2次1丸；水丸2次，1次6克。

## 夏季養心法

夏季養心的方法很多，具體來講有以下幾點：

**宜調神安**：中醫認為，盛夏養心，宜調神安，實為養心之首要。《醫鈔類編》說：「養心在凝神，神凝則氣聚，氣聚則形全。」所謂凝神，是指要保持精神上的安謐和清靜。只有這樣，人的神氣自然會心平氣和，血脈流暢，促進身體健康。

**宜暢情志**：中醫認為，盛夏養心，宜暢情志。所謂情志主要是指人的情緒，包括喜、怒、憂、思、悲、恐、驚七情。夏季氣候炎熱，心神易受擾動，出現心神不寧。所以，夏季不可有過激之處，應保持愉快的情緒，安閒自樂，切忌暴喜傷心。在人們的日常生活中，因大怒、大悲、恐懼等原因而誘發心臟病發作的人，已屢見不鮮。情緒對人的影響極大，而對心的影響就更大。因此，中醫特別強調，夏季養心，必須調暢情志，保持心靜，靜則生陰，陰陽協調，才能保養心臟。

**心宜清靜**：夏日，氣候炎熱，容易煩躁上火。因此，應注意養心調神，保持心境平和，心靜自生涼。

**宜善運動**：中醫認為，心屬火，盛夏亦屬火。盛夏季節，心氣火旺，養心宜善運動。通過各種運動，會促使人體的氣血流暢、百脈俱通，毫無瘀滯，心氣充盛。現代醫學研究已證明，適量的運動可以使人心肌得到鍛鍊，加大心臟的冠脈血流量，對於預防和改善冠心病等病症均有很大的幫助。

**宜調飲食**：夏季，為一年中天氣最熱的季節，人的心氣旺盛，汗出頗多，使人氣陰易傷。因此，在這個季節裏，不宜過食溫補潤膩之物，否則易犯火上澆油的過錯。飲食宜吃清淡之物，如水果、蔬菜等食物。還宜飲用清暑和補氣生津的飲料。

**宜練習養心功法**：這對於身體健康是十分有益的。在練習時宜選擇安靜、涼爽、空氣流通的地方。清晨或夜晚都是鍛鍊的好時間。年老體弱及心臟功能較弱的人，在夏季尤應多練養心功法。方法如下：

（ⅰ）雙手攢拳：端坐，兩臂自然放於兩股之間，調勻呼吸，然後兩手用力握拳。吸氣時放鬆，呼氣時緊握，可連續做 6 次。這種功法具有調節氣血的作用，隨呼吸而用力，對於調氣息及血液循環有好處。而且當用力握拳時，可以起到按摩掌心勞宮穴的作用，具有養心的功效。如在練習時手握住健身環，則效果更佳。

（ⅱ）上舉托物：端坐，以左手按於右腕上，兩手同時舉過頭頂，調勻呼吸。呼氣時雙手用力上舉，如托重物，吸氣時放鬆。如此做 10-15 次後，左右手交換，以右手按於左腕，再做 1 遍，動作如前。這種動作可以疏通經絡，行氣活血，活動上肢肌肉關節。

（ⅲ）手足爭力：端坐，雙手十指交叉相握，右腿屈膝，踏於兩手掌中，手、腳稍稍用力相爭。然後放鬆，換左腿，動作如前，可交替做 6 次。這種動作可以去心胸間風邪諸疾，寬胸理氣，亦有活動四肢筋骨的作用。

（ⅳ）閉目吞津：端坐，兩臂自然下垂，置於股上，雙目微閉，調勻呼吸，口微閉，如此靜坐片刻，待口中津液較多時，便將其吞嚥，可連續吞嚥 3 次。然後，上下牙叩動，叩齒 10-15 次。這種功法，即養生功中的吞津叩齒及靜坐方法，可以養心安神、固齒、健脾。

## 盛夏保健宜養脾

夏季消耗過大，需要加強脾的運轉，不斷地從食物中吸收營養。另外，夏天大量食冷飲和瓜果，易損傷脾胃。因此，夏季應健脾益氣，以達到開胃增食，振作精神的效果。現介紹幾種方法如下：

護脾法：可選用各種藥粥護脾益胃。如蓮子 50 克，白扁豆 50 克，薏苡仁 50 克，加水煮食；或銀耳 20 克，百合 10 克，綠豆 20 克，糯米 100 克，加水適量，煮粥食用；或山藥 50 克，茯苓 50 克，炒焦粳米 250 克，加水適量，煮粥食用。

健脾法：可經常仰臥於床上，以臍為中心，順時針方向用手掌旋轉按摩腹部 20 次。

溫脾法：夏天貪食生冷，容易寒積脾胃，影響消化功能。可用較厚的紗布袋，內裝炒熱的食鹽 100 克，置於臍上三橫指處，有溫中散寒止痛的功效。

# 5 | 夏季常見病的防治

## 熱傷風

　　感冒一般分普通感冒和流行性感冒兩種，"熱傷風"，即是指在夏天裏得的普通感冒。通常以鼻塞流涕、打噴嚏，咳嗽、咽痛、周身疼痛等為主要症狀，少數病人還可能會出現高熱、嘔吐或腹瀉等。究其原因，通常是內有鬱熱，又感受風邪，同時因夏季暑濕的季節特點，故多夾雜暑濕的情況。其內因在於夏季氣溫較高，大量出汗會消耗人體陰液；同時 "暑濕困脾"，夏季大家一般胃口不佳，且懶言少動，人易疲勞，故人體 "正氣" 不強。貪圖涼爽，冷水洗頭或洗澡；睡覺時對着電扇吹個不停；長時間開空調等，都可引起熱傷風的發生。

　　需要指出的是，熱傷風和我們通常所説的 "上火" 與中暑是有所區別的。前者是體內有熱，外受寒邪，會有上呼吸道症狀；而 "上火" 只是單純一派熱象，而沒有受寒症狀；中暑呢，通常容易與熱傷風相混淆，其實，中暑是由於天氣過熱導致大汗淋漓，引起心慌、眼黑、虛脱等症狀，表現要比熱傷風嚴重，而後者也通常有鼻塞流涕、打噴嚏等症狀與之相鑒別。

　　不小心得了熱傷風，大家都知道要喝藿香正氣水，這是可以的，但為甚麼有人喝了不見好呢？這是因為要在此基礎上，進行中醫的辨證，到底屬寒、屬熱，還是屬濕，加用其他藥物才可達到滿意的療效。而這一過程最好是在醫生的指導下進行較好。疾病"防勝於治"，我們可以通過哪些途徑將熱傷風拒之門外呢？可以從以下幾方面着手：

**養護心神**：中醫五行學說中，夏季屬火，對應人體五臟中的"心"，因而養護好心神實屬必要。有事可做，精神不空虛，但也不要過度緊張。這樣，精神飽滿，百病不侵。

**注意飲食**：長夏的濕邪最易侵犯脾胃功能，導致人體消化吸收功能低下，因此，夏季飲食上宜清淡，少油膩，多飲水；喝冷飲要適度，要以溫食為主。食療的辦法很簡單，就是喝粥。早晚喝粥，於養生大有裨益，既能生津止渴、清涼解暑，又能補養身體。

**切勿貪涼**：劇烈運動後不洗冷水澡，不要吃過多冷飲；空調溫度不宜太低，室內外溫差不要過大，尤其晚上睡覺時不要直接吹風扇及空調風。

**積極鍛鍊，勞逸結合**：前面說過夏季因季節特點決定人一般懶言少動，日久則會導致氣虛，因而還應多多鍛鍊，增強體質。但也要注意勞逸結合，保證充分的休息，切不可經常熬夜。

# 中暑

中暑是發生在夏日酷暑或高溫環境下的一種急性

病。當人在高溫環境中或炎夏烈日曝曬下從事一定時間的勞動或活動，而無足夠的防暑降溫措施，體內積蓄的熱量不能向外散發，以致體溫調節發生障礙，如過多出汗，身體失去大量水分和鹽分，很容易引起中暑。有時氣溫雖未達到高溫，但由於溫度較高和通風不暢，亦可發生中暑。盛夏，年老、體弱、疲勞、肥胖、飲酒、飢餓、失水、失鹽、穿着緊身不透風的衣褲以及發熱、糖尿病、心血管病等，常為中暑的發病因素。其主要症狀表現為：輕者頭痛、頭暈、乏力、噁心、嘔吐，重者突然暈倒、面色蒼白、無汗或大汗淋漓，呼吸不勻、血壓下降，脈微慾絕。因此本病屬急症範疇，應及時給予救治。一旦發生中暑，應立即離開高溫環境，將患者移到陰涼通風處，並解開衣扣和褲帶；用手指掐或針刺人中、合谷、內關等穴位以促醒；在患者頭部、兩腋下和大腿內側等處放置冰袋，用冷水、冰水擦身，還可用風扇向患者吹風以散熱；病人清醒後，及時補充清涼含鹽飲料，最好服用仁丹、藿香正氣水或十滴水等防暑藥品；重症昏迷者應立即送醫院救治。

那麼我們可以採取哪些措施防患於未然，避免中暑的發生呢？

首先，防暑降溫。露天作業要避免長時間在太陽下直曬。出門時要戴太陽鏡、遮陽帽。合理安排勞動工作時間，避開最熱時間。還需多飲水，"暑熱傷津"，通過飲水一方面補充消耗之津液，另一方面，飲水補充了汗源，通過出汗有利於散熱。從事戶外活動時應隨身攜帶防暑藥如十滴水、人丹等。

其次，要睡好，吃好。睡好吃好才能養足津氣，補充消耗。吃的方面可選擇豆腐、豆製品等富含植物蛋白的食物。多吃各種瓜類，多吃苦味菜，如苦瓜等，因苦能瀉熱，有利於洩暑熱和燥暑濕。此外，不要飲用烈性酒，保證充足睡眠，避免炎熱的中午在強烈日光下過多活動。

再者，中藥調養。可以適當選用中藥中益氣養陰之品以防暑熱。如太子參、麥冬、玉竹等。夏月裏煎湯頻服對身體大有裨益。

## 腹瀉

"上吐下瀉"俗稱"鬧肚子"，是夏季常見病症，無論男女老幼均可罹患，西醫稱之為"急性胃腸炎"，而在中國醫學中則屬於"洩瀉"範疇。

所謂"洩瀉"，是指排便次數增多，糞質稀薄甚至瀉出如水。何以夏時多見此症？當此之時，人體陽氣發散於外，易出汗，對腸胃的照顧就顯得較弱，則消化功能減退；脾胃按五行屬土，主運化水濕，此時氣候又潮濕多雨，濕盛於外，易內侵而損傷脾胃，致使運化失常，所謂"濕盛則濡洩"。且此時天氣炎熱，人們多食瓜果涼物，重傷脾胃，尤其此時食物多易變質，稍有不慎則"病從口入"，從而導致腹瀉的發生。

我們如何做到防患於未然呢？其實預防本病的重點就是防止"病從口入"，只要大家日常生活中注意下列問題，就會減少腹瀉的發病機會。

第一，切勿過度飲食生冷。夏日氣溫較高，人們大都喜歡飲食生冷，但如過多寒涼之品入胃，就會使寒濕凝滯脾胃，從而影響其運化功能。

第二，講究食品衛生，謹防"電冰箱腸炎"。冰箱在生活中只是冷藏工具，它既不是保險箱，更不是消毒櫃。因而，食物在冰箱中貯存時要生熟分開，避免交叉污染。吃剩的食物在冰箱內儲存時間不宜過長，食用前要加熱，以熱透為準。

第三，注意個人衛生，尤其是手的衛生。"飯前便後要洗手"，看似簡單卻着實有道理。

第四，盡量減少與腹瀉病人的接觸，特別是不要與其共用餐飲用具。

但預防歸預防，如果在生活中不可避免地發生了"上吐下瀉"，我們又該怎麼辦呢？

首先，絕對禁食是不可取的。有人認為既然已經拉肚子，就要再減輕些腸道負擔，所以腹瀉後採用飢餓療法。研究表明此舉並不科學。腹瀉本身會導致身體營養損失，人體正氣虧虛，抵抗力下降，如不及時補充營養，則會導致正氣越來越弱，更加無力對抗外邪，人體又怎能恢復陰陽平衡？因此，腹瀉病人可以適當進食一些清淡易消化、高營養之品，如雞蛋羹、麥片粥、米粥、麵條等。

其次，腹瀉嚴重者要及時口服補液鹽，也就是多飲淡鹽水。這是為了及時補充人體損失的液體和電解質，防止脫水，而不至於危及生命。所以千萬不要小瞧了這看似普通的淡鹽水呀！

再者，不可濫用抗生素。應在醫生指導下科學服用，否則容易導致體內腸道菌群失調，從而導致疾病遷延難癒。

## 痢疾

在夏季發病最多的是細菌性痢疾，因為此時氣溫高，病菌繁殖很快。平時人的胃液裏有胃酸，可以把吞進胃裏的病菌殺死，但在熱天出汗多，使體內的水和鹽分大量損失，以致製造胃酸的原料減少，加上喝水比較多，胃酸又被沖淡，所以殺菌能力減弱，吃下去的病菌就容易到腸道裏去。而夏天人們愛吃生冷蔬菜、瓜果，又不注意消毒，這就增加細菌入口的機會。

在得痢疾後，要禁食 12-24 小時，然後可吃少渣流質食物，如牛奶、豆汁、藕粉、麵湯、稀粥等，病情好轉，可吃點麵條、烤饃片，並逐漸恢復正常飲食。

每天要喝足量的淡鹽水或菜湯，一方面可以補充因痢疾損失的水分、鹽分，另一方面，多喝點水，還可以沖淡血液裏的毒素，幫助毒素排洩。

在肛門周圍可塗點油，以免紅爛；或用鮮馬齒莧一斤，洗淨、煮爛取出，加上搗爛的大蒜適量，涼拌時，連湯吃；口服黃連素片，每次二片，每日三次；或用黃連 15 克，山楂 30-60 克，水煎服；或用地錦草一把，煎水加糖，當茶喝。

預防痢疾主要是把住“病從口入”這一關。生吃瓜果蔬菜要洗淨，不吃腐爛變質的食物，不喝生水，飯前便後應洗手，接觸病人後要把手洗乾淨。家裏有痢疾病人者，要及時治療。平時，要採用各種辦法積極消滅蒼蠅。

## 疰夏

暑天裏，有些人會有胸悶不適、胃納欠佳、四肢無力、精神委靡、大便稀薄、微熱嗜睡、出汗較多等症狀，人也日漸消瘦，如果上醫院檢查，卻查不出甚麼器質性病變。到了秋季，天氣涼爽以後，這些症狀便會自然消失，這就是人們常說的疰夏。

疰夏，又叫苦夏，是夏季常發生的一種病症。究其原因，主要是有些人對氣候的變化適應能力較低，不能很好地適應夏季炎熱、潮濕的氣候，這時大腦和神經系統處於抑制狀態，心肺的功能降低，胃腸道分泌的消化液減少，食物不能很好地消化吸收，造成營養缺乏。

對於此病的治療方法主要是芳香悅脾，辟穢化濕，減少食量，清淡飲食，少吃油膩，以使脾健胃和。體質虛弱、易患疰夏之人，在秋冬之季可服用一些補肺健脾益氣之品。對於已患疰夏者，中成藥有“藿香正氣水”“藿香正氣丸”“六一散”“祛暑丸”等，上述諸藥均有良效。此外，每天用鮮藿香、佩蘭各 10 克，飛滑石、焦大麥各 30 克，甘草 3 克，水煎代茶飲，有一定效果。

# 汗斑

夏天，有些人身上會出現一些大小不等的片狀脫色斑，上面常附有細小脫屑，可有癢感，出汗後更明顯。人們常將此誤認為出汗後的斑漬，俗稱"汗溻的"，其實這是一種由真菌引起的皮膚淺表角質層的輕度慢性感染，醫學上叫做"花斑癬"。它的皮損特徵為散在或融合的淡色或着色區上有糠秕狀脫屑，好發於胸、腹、上臂及背部，有時也可波及到面、頸及其他部位。因這種真菌喜歡在濕熱環境中生長繁殖，所以夏季更易患此病。有一定傳染性而較難根除。但值得注意的是，由於這種病痛苦不大，所以常常被忽視而延誤治療。特別是，由於本病皮損的特點是脫色，有時會被誤認為白癜風，而加重患者的精神負擔，甚至導致誤治，因此最好的辦法是有了類似皮損及症狀，盡快到醫院診治。

怎樣治療汗斑呢？可用 25% 的硫代硫酸鈉外塗後再塗以 3% 的稀鹽酸，使產生新生態的硫以達到殺菌的目的。此外，1% 的克霉唑霜或酊劑也有一定療效。若用中藥治療效果也很好。藥用：苦參 30 克，白蘚皮 30克，黃柏 10 克，枯礬 10 克，雄黃 10 克，地膚子 20克，煎水，用紗布做濕敷，有較好的治療效果。

預防本病主要是注意個人衛生、勤換洗曬衣服、寢具等。

# 癤子

夏天是癤子的多發季節，許多孩子的頭面部、脖子、腰背部都愛起癤子。這是因細菌侵入了人體皮膚的毛囊及其所屬的皮脂腺引起的急性化膿性感染。

癤子初起時，在汗毛孔部位出現小的膿癤，可很快發展成黃豆大到蠶豆大小的紫紅色堅實結癤，往往不止一個，疼痛較明顯。3-5天後結癤中央變軟出現波動，最後破潰，排出黏稠的膿液而癒。倘若膿癤發生在面部，上唇和鼻子周圍的"危險三角區"，可因擠壓搔抓致細菌逆行經靜脈進入顱內，從而引起危及生命的化膿性海綿狀靜脈竇炎。因此，癤子的防治非常重要。若多個癤子同時或者反覆發生在身體各處，則稱為癤病。癤病斷斷續續可持續數月甚至半年之久，常令患者苦不堪言。對於小兒來說，還影響小孩的健康生長。少數患兒還可以併發急性腎炎，偶爾還引起敗血症而死亡的。在幼兒園及託兒所，生了癤毒的患兒還會將病傳染給身旁的孩子。

本病的預防首先是注意保持皮膚的清潔衛生，天天洗澡換衣。家裏要防暑降溫，注意室內通風，使孩子不致因出汗過多而生癤子。對於癤病患兒，一定要隔離治療，用過的枕蓆要清洗晾曬消毒，並經常服用綠豆湯，或用金銀花、野菊花煎湯代茶飲。

第四章

# 秋季養生

# 1 | 秋季特徵及對人體影響

　　秋天，是從立秋之日起，到立冬之日止，為公曆八、九、十月，共 3 個月。其間經過處暑、白露、秋分、寒露、霜降，並以中秋（農曆八月十五日）作為氣候轉化的分界。

## 秋季為燥氣主令

　　燥為秋季的主氣，稱為"秋燥"。其氣清肅，其性乾燥。每值久晴未雨、氣候乾燥之際，常易發生燥邪為患。由於肺司呼吸，合皮毛，與大腸相表裏，故當空氣中濕度下降時，肺、大腸與皮毛首當其衝，這是燥邪致病的病理特徵。

　　燥邪傷人，易傷人體津液，所謂"燥勝則乾"，津液既耗，必現一派"燥象"，常見口乾、唇乾、鼻乾、咽乾、舌乾少津、大便乾結、皮膚乾燥甚至皸裂等症。肺為嬌臟，性喜潤而惡燥，燥邪犯肺，最易傷其陰液。肺失津潤，功能必然受到影響，因而宣降失司，輕則乾咳少痰，痰黏難咯，重則肺絡受傷而出血，見痰中帶血。肺中津虧後，因無液下濟於大腸，因而使大便乾結難解。

　　秋令燥氣又有溫涼之分，一般認為早秋氣溫尚高，故為溫燥；晚秋氣溫下降，故為涼燥，無論溫涼，總是以皮膚乾燥、體液缺乏為其特徵。但二者在臨床上還是有區別的，溫燥傷人，常表現為不惡寒或微惡寒，發熱較明顯，脈呈細數；而涼燥傷人，則常不發熱或微發熱，反之，惡寒較明顯，脈多不數。

## 秋季氣候對人體的影響

秋季人體抵抗疾病的能力下降，容易生病，比如感冒、拉肚子等。另外，一些慢性病，在夏季因為天氣炎熱而暫時不發病，到了秋季天氣轉涼之後，反而會加重。秋季白天的時間也在慢慢縮短，這也會影響人體體內的生物功能發生變化，會影響人體生物鐘的調節。因此，在秋季養生方面，要注意這些天氣變化帶來的細微影響，要合理地調節人體的生活習慣，減少秋季季節變化帶來的不適影響，發揮這個季節對身體有利的調節作用，從而達到增強人體體質的目的。

秋季對人的情緒也會產生一定的影響。秋季也是百花凋謝、秋風蕭瑟的季節，因此，這個時候會導致人觸景生情，引起發愁、悽涼、苦悶等不良情緒。使人性格陰沉、情緒也比較低落，整日感覺身體非常疲勞，生活缺乏活力，創造力也相應下降。

此外，在低溫條件下，人的新陳代謝和生理功能處於受抑制狀態，易導致內分泌功能紊亂，從而進一步導致情緒低落、注意力不集中，甚至出現心慌心悸、失眠等症狀。

# 為甚麼要秋冬養陰？

春夏二季人體陽氣發洩，氣血趨向於表；秋冬二季陽氣收藏，氣血趨向於裏。秋冬二季自然氣候寒冷，陰氣轉旺，人體陰氣外盛而內虛，因此，秋冬之際宜養陰而不可傷精，以適應來年春季的生氣宣發，也就是說秋冬二季陰氣盛，素體陰虛或大病所致陰虛之人猶需滋陰養液。

一年四季都可養陰補虛，為何以秋冬最佳？這好比一株乾渴的鮮花，春夏養陰猶如中午澆花，澆下去的水分會被蒸發掉一大半；秋冬養陰好比傍晚澆花，同樣多的水分不但不會被蒸發，還可兼得晨露的滋養。所以，在養生保健上就要做到"春夏養陽、秋冬養陰"。正如清代著名醫家張志聰所謂"春夏之時，陽盛於外而虛於內，所以養陽；秋冬之時，陰盛於外而虛於內，所以養陰"。巧妙地借用了天時之利，起到事半功倍的效果。

哪些人宜在秋冬養陰？平素陰虛體質的中老年人最為適宜。所謂陰虛體質，是指陰液不足的體質，特點是形體消瘦，面色蒼暗或潮紅，口燥咽乾，五心煩熱，睡眠少，大便乾燥，小便黃，不喜歡過春夏天，願喝冷飲，舌質紅，舌苔少。

中醫學認為"久病傷陰"，因此，許多慢性疾病如糖尿病、甲亢、高血壓、慢性腎病、慢性支氣管炎、肺氣腫、哮喘以及各種癌症等一系列疾病均有不同程度的陰虛表現，養陰補虛是這類慢性疾病病人調理的重要原則。

# 秋季防燥養陰法

秋季要防止燥邪對人的傷害，這樣才能養護好體內的陰氣。具體而言，應注意以下幾點：

**注重飲食**：秋冬寒涼，人體陽氣不致衰洩，脾胃功能每多健旺，此時若採取相應的食療，多能收到強身袪病的效果。素體陰虧之人尤宜趁此季節進食養陰之品，如小米、麥粉及各種雜糧和豆製品；牛奶、雞蛋等；特別是蘋果、甘蔗、香蕉、葡萄、山楂等。"秋分" 過後，秋燥便成了中秋到晚秋的主要氣候特點。因此，秋日宜吃清熱生津、養陰潤肺的食物。芝麻、核桃、百合、糯米、蜂蜜、牛奶、花生、鮮山藥、白木耳、廣柑、白果、梨、紅棗、蓮子、甘蔗等食物都能起到滋陰潤肺養血的作用。而早餐推薦喝粥，有利於和中益胃生津。一般適合秋天喝的粥有百合紅棗糯米粥（滋陰養胃），百合蓮子粥（潤肺益腎），百合杏仁粥（袪痰止咳），鮮生地汁粥（涼血潤燥），扁豆粥（健脾和中），生薑粥（禦寒止嘔），胡桃粥（潤肌防燥），松仁粥（潤肺益腸），菊花粥（明目養神），山藥粥（健脾固腸）。

**調養情志**：秋冬之時養陰，要求做到安然恬靜，無過多奢望，無過度思慮，尤其不宜動怒。因怒則氣機上逆，損及陰精，甚則陽亢化風，而誘發眩暈、中風等病。

**節制房事**：人體的精氣宜藏不宜浮，宜秘不宜洩，精氣秘藏則氣足神旺，健康無病。秋冬之令，應注意順應自然界主收主藏的規律，節制房事，蓄養陰精。

**勤於鍛鍊**：練功養生已為多數人接受，秋冬之時更宜通過練功以調暢氣機、培養陰精。中國古代在攝生保健方面有強調"動"和"靜"的兩種不同觀點，然而現代科學證明，"動"與"靜"各有其美。採用動功還是靜功須因人而異，不必拘泥，但貴在持之以恆。

**注意皮膚護理**：秋季除了季節特點外，皮膚本身水分蒸發也加快，外露皮膚會因缺水而變得粗糙，彈性變小，嚴重者還會產生皸裂。因此，大家在平素洗浴時不宜用鹼性大的用品。愛美女士還要注意皮膚的日常護理，多用保濕補水之品。另外，更重要的還應從內而調，除了平時多飲水以外，還可多食花生、紅棗、蓮子、甘蔗、芝麻、核桃、蜂蜜、銀耳、梨等，因為這些可以較好地滋潤肌膚，美化容貌。

# 秋季養生宜養肺

肺主呼吸，最容易受到自然界空氣變化的影響。秋季氣溫逐步降低，如果不能適應外界氣溫變化，便會產生感冒、咳嗽，特別是那些素有哮喘病、支氣管炎等病史的人，往往在秋季會復發或加重病情。

### 秋天養肺的方法

**注意保持愉快的心情**：每天都要適當的笑一笑。做一些讓自己快樂的事情。這是因為，笑能宣發肺氣，調節人體氣機的升降、消除疲勞、祛除抑鬱、解除胸悶，還可以使機體的血液循環加快，心肺氣血調和，對身體健康很有幫助。

**注意經常沐浴**：因為肺跟人體的皮表關係密切，經常沐浴，可以起到潤澤皮膚，補養肺的作用。沐浴時水溫一般控制在 25℃，以浸泡為主。

**當注意補水養肺**：因為水為生命之本，秋天乾燥的氣候，使人體水分大量丟失，所以補水是秋季養肺的重要措施。每天至少需要飲水 2000 毫升，只有這樣才能保證呼吸道的潤滑，減少損傷。

**白色食物養肺潤肺**：白色入肺，多吃白色食物如百合、梨子（雪梨）、銀耳（雪耳）、白蘿蔔、蓮藕等可養陰潤肺。

**養肺還要注意調節大便**：秋天氣候乾燥，很容易導致大便乾結，飲食上多吃一些玉米、黃豆、黑豆、蘿蔔、芝麻、冬瓜、白木耳、番茄、藕、甘薯、海參、梨等，可以起到潤滑腸道的作用。而肺與大腸相表裏，潤滑腸道的話，也可以間接地調節肺。

## 秋季養生宜 " 養收 "

秋季的特點是由熱轉寒，陽消陰長。所以，秋季養生保健必須遵循 " 養收 " 的原則。其中，飲食保健當以潤燥益氣為中心，以健脾補肝清肺為主要內容，以清潤甘酸為大法，寒涼調配為要。秋季，天高氣爽，空氣乾燥，氣溫逐漸降低，濕度逐漸減小，天氣忽冷忽熱，變化急劇。因此，平時要多飲水，以維持水代謝平衡，防止皮膚乾裂、邪火上侵；多吃蔬菜、水果，以補充體內維他命和礦物質，中和體內多餘的酸性代謝物，起到清火解毒的作用；多吃豆類等高蛋白植物性食物，少吃油膩、厚味。在飲食上，要盡可能少食用蔥、薑、蒜、韭菜、辣椒等辛味食品，不宜多吃燒烤，以防加重秋燥症狀。此外不能放縱自己，沒有節制地過性生活，導致人體早衰。

## 秋季養生宜養護胃

慢性胃炎是秋季容易復發或新發的疾病，因此，秋季養生宜養護胃。

那麼，秋季養生如何養護胃呢？

**保暖**：秋涼之後，要特別注意胃部保暖，及時添加衣服，夜晚睡覺應蓋好被子，以防腹部着涼，而引發胃痛或加重舊病。另外，胃病患者"秋凍"一定要適度，不要勉強捱凍而凍出病來。

**飲食有節**："人食五穀雜糧，孰能無疾？"飲食入口，首先影響的就是胃。胃黏膜血管豐富，具有對食品的儲存、消化和運送功能。所以，飲食不調是引起胃病的重要因素。專家們指出，在慢性胃炎的發病因素中，飲食佔有極為重要的地位。因此，養成良好的飲食習慣，是防治胃炎的關鍵，這也是與其他疾病不同的地方。進食時應做到以下幾點：一是以溫、軟、淡、素、鮮為宜，做到定時定量，少食多餐，使胃中經常有食物和胃酸進行中和，從而防止侵蝕胃黏膜和潰瘍面而加重病情。二是不吃過冷、過燙、過硬、過辣、過黏的食物。三是細嚼慢咽，可以減少粗糙食物對胃黏膜的刺激。四是注意飲食衛生，杜絕外界微生物對胃黏膜的侵害。五是盡量做到進食較精細、易消化、富有營養的食物。

**靜養**：專家認為，人的情緒、心態與胃炎、十二指腸潰瘍等症的發生與發展密切相關。因此，胃腸病患者要講究心理衛生，保持精神愉快和情緒穩定，避免緊張、焦慮、惱怒等不良情緒的刺激。同時應注意勞逸結合，防止過度疲勞而影響了胃炎的痊癒。

**運動**：腸胃病病人要結合自己的體徵，進行適度的運動鍛鍊，以提高機體抗病能力，減少疾病的復發，促進身心健康。

同時，寒涼的秋季，人體的胃口較好，消化功能也比較強，這個季節也是應該多進食一些比較有營養的物品。對於一些體質比較乾燥的人，可以吃一些補充水分和具有滋養功能的食物。

# 2 | 秋季家居養生

## 秋季起居適宜

秋季氣候特點是乾燥，空氣濕度少，風力大，皮膚水分蒸發較快，易乾燥，口角燥裂，大便秘結等。需注意飲水和食用水果，以補充體內水分，也應避免運動量過大而大汗淋漓，以傷津液。

秋季睡眠應早臥早起，與雞俱興。意思是秋天氣候轉涼，要早一點睡覺，以順應陰精的收藏；又要早一些起床，以順應陽氣的舒長。睡眠時臥的方向，應頭向西。因為秋冬屬陰，頭宜朝西臥，以合秋冬養陰的原則。

秋季應當養成早起晨練的習慣。秋季適當早起，可減少或縮短血栓形成的機會，對預防腦血栓發病有一定的意義。發生腦血栓的時間大部分都是在長時間睡眠的後期，而秋季人們又比其他季節更嗜睡，因此，秋季好發腦血栓塞就不奇怪了。要預防腦血栓塞就必須注意早起。再者，早起可幫助呼吸清新的空氣，促進新陳代謝，同時，晨練時候做一些運動，還有益於肢體功能運動，對人的身體健康極有好處。

## 秋季宜洗冷水浴

所謂冷水浴，是用 5-20 ˚C 的冷水洗澡，當然也包括冬泳。秋季洗冷水浴對人體有以下益處是：

第一，可以加強神經系統的興奮性。因為，肌膚遇到冷水時，寒冷的刺激往往會使大腦立刻調動全身各系統、器官，加強活動，對冷的侵襲進行抵抗，全身組織和系統也因此得到鍛鍊。所以，洗冷水浴後一般會覺得精神煥發，頭腦特別清醒。

第二，可以增強人體對疾病的抵抗力。當受到冷水刺激後，皮膚血管很快收縮，將大量血液驅入深部組織和內臟器官，內臟血管也隨之擴張，稍停一會兒皮膚血管再擴張，大量血液又從內臟血管流向體表，這樣一張一縮，反覆循環，提高了血管的承受能力，使血管彈性增強，有助於預防血管硬化，減少心腦血管疾病的發生。所以，有人把冷水浴稱為"血管體操"。

第三，有助於消化功能的增強，使人食慾旺盛。冷水浴對治療慢性胃炎、胃下垂、便秘等病症有一定的輔助作用。

## 入秋適度"秋凍"更抗寒

所謂"秋凍"，通俗地説就是"秋不忙添衣"，有意識地讓機體"凍一凍"。夏去秋來，是從熱到冷的過渡階段，天氣雖然冷起來，但有個轉變的過程。有的人一到秋天趕緊穿上許多衣服，甚至過早地穿上棉衣，這種做法不好。因為過早地穿上棉衣，就會使身體得不到對冷空氣的鍛鍊，使防寒能力降低，不利於人體功能的調節，結果，到了三九嚴寒，真正大冷季節，鼻子和氣管一旦受到冷空氣侵襲，裏面的血管抵抗不住而收縮，使血流量減少，引起抗菌能力減弱，躲在鼻子或氣管裏的病菌乘機活動，引起咳嗽、打噴嚏、流鼻涕、發熱，使人傷風感冒。所以，通過適當的"秋凍"，讓人體慢慢適應逐步下跌的氣溫，從而為即將到來的寒冬臘月做準備。就像是潛移默化的鍛鍊，"秋凍"能在無形中提高人的體質。另一方面，秋天是養陰的季節，如果穿得太多，身熱汗出，陰津傷耗，陽氣外洩，就會違背秋天陰精內蓄、陽氣內守的養生需要。

但是"秋凍"也要因人、因地而異，例如老人、小孩，由於其生理功能差，抵抗力弱，在進入深秋時就要注意保暖；若是氣溫驟然下降，出現雨雪，就不要再"秋凍"了，一定要多加衣服。

值得一提的是，就算體格健康的人，也一定要注意"凍"得適度，"春捂秋凍"也是有條件的。一般情況下，日照溫度在 15-20°C 時，人們可適當減少穿衣，但真正到了接近初冬時，這一原則就不再適用。盲目"秋凍"，切不可取。

## 秋季穿衣原則

**注意面料**：一些合成纖維面料、吸濕性和透氣性差，汗液不易蒸發和吸收，且具有較強靜電作用，若皮膚長期受到汗液以及衣服上的物理化學刺激，會引起皮膚炎，不宜穿着。另外，情緒不好的時候，穿衣服應當選擇穿針織、棉布、羊毛等質地柔軟的服裝，不要穿易皺的麻質衣服，以免看起來一團糟，產生不舒服的感覺，而硬質衣料會讓人感到僵硬或不快。

**注意款式**：款式不當、緊身，尤其是質地粗糙、堅硬的衣服，穿在身上，會引起局部皮膚破損和浸漬發炎，如乳罩過緊，會使乳房下皮膚皺襞處發生糜爛。因此，秋季服裝款式以寬鬆為好，衣料以柔軟下垂或純棉衣料為好，穿薄而多層套裝的，比穿厚而單層的衣服保暖性更好，而最外層的衣服應選輕而能容納大量氣體的衣料。

**注意保暖**：穿着過於涼爽，冷空氣刺激皮膚，引起皮膚血管收縮，致使表皮血流不暢，影響脂肪細胞的功能，大腿等皮下組織可能出現杏核大小的單個或多個硬塊，表皮呈紫紅色，觸摸較硬，有時伴有輕度的痛和癢，嚴重者還會出現皮膚潰破。一旦發生寒冷性脂肪組織炎，輕者應適當地增加衣褲，注意保暖，如用熱毛巾和熱水袋局部外敷，數週後可以自癒；症狀較重者應到醫院檢查診治。此外，暴露在裙下面的下肢，會因為寒冷的影響而發生麻木酸痛不適。尤其是膝關節處，皮下脂肪較少，更容易受凍，引起風濕性關節炎等。因此，女性在秋季穿裙裝，必須遵循氣候規律，冷空氣來臨時，最好穿上厚質羊毛衫和厚料的長裙，以禦風寒，並注意營養搭配，適當吃些辛辣食品，以暖身禦寒。那種

"只要風度，不要溫度"的做法，對身體極為有害，久而久之，也會因此而付出愛美的代價，而這種代價就是金錢和時間無法換來的健康。

注意"晾箱"：由於秋季氣候轉涼，人們紛紛把壓在衣櫃中的秋冬服裝拿出來使用。但是這些衣服經過長時間的存放，會帶有某些病菌，若不經過消毒或者晾曬，將有損皮膚的健康。因此，換上秋裝之前，最好先把衣服曬曬。比如，民間有些地方就有"晾箱"的風俗，就是在晴天把盛衣服的箱子搬出來曬曬。這樣做實際上是很有科學根據的，因為曝曬能夠起到消毒滅菌的作用。

## 初秋宜洗藥浴

藥浴不僅可以促進血液循環，讓人體及早適應溫度變化的刺激，進一步提高耐受能力，而且還可驅除體內殘留的暑氣，緩解因酷暑帶來的緊張、焦慮情緒。如果能根據體質及患病狀況，靈活配伍出適合每一個人的藥浴處方，那就既能治病，又可健身。

藥浴是通過藥物、水、溫度的結合，達到藥療、熱敷和水療的三重效果。而加入的藥物所散發出的芳香氣味與沐浴時的暢快心情，除了讓身心能得到放鬆，更可對某些關節、肌肉損傷的復原有正面幫助。所加入的藥物，可經皮膚、毛孔滲透到體內，再隨氣血運行到全身各處，達到治病、健身的效果。

現在常用的保健藥浴有溫泉硫黃浴、香茅草浴、艾葉浴、當歸浴、川芎浴、紅花浴、薄荷浴、藿香浴、紫蘇浴等許多種類。一般地講，健康人群只要選擇 1-2 種功效不同的藥物入浴即可。如硫黃浴可止癢殺蟲，香茅草浴則適合各種體質人群，艾葉浴可祛風濕，當歸浴可活血通經，川芎浴辛香走串止頭痛，紅花浴可祛瘀血，薄荷浴可除疲勞，藿香浴可驅內濕，紫蘇浴可治感冒等等。

家庭藥浴的製法也很簡單。可購買適量藥物，以常規煎藥法濾出藥汁後兌入浴缸，注入適量溫水稀釋即可洗浴。

# 3 | 秋季運動養生

## 秋季鍛鍊宜講科學

**注意衣着，防止感冒**：秋季，清晨的氣溫已經開始有些低了。在鍛鍊的過程中，一般出汗較多，稍不注意，就有受涼感冒的危險。所以，千萬不能一起床，就穿着單衣到戶外去活動，而要給身體一個適應的時間。尤其是老年人，在早晨醒來後，不要馬上起床。因為，老年人椎間韌帶鬆弛，突然由臥位變為立位，可能會發生扭傷腰背部的現象；患有高血壓、心血管病的老年人起床，更要小心，可以在床上伸伸懶腰，舒展一下關節，稍休息一會兒再下床。運動後不應立即洗冷水浴或游泳，以防止感冒。

**運動量要適當**：運動健身要適可而止，以鍛鍊後感到輕鬆和舒適最好。中老年人的鍛鍊要"留有餘地"。秋末冬初，心肌梗死的發病率會明顯升高，患有高血壓病的病人在秋冬之交時，血壓往往要比夏季增高 20 毫米汞柱。因此，容易造成冠狀動脈循環的障礙。所以，在鍛鍊之前，最好在晨起時喝杯白開水，以沖淡血液。運動方式更要選擇舒緩的，免得在鍛鍊中發生意外。運動量一般用脈搏來衡量。對中老年人，可用 170 減去自己的年齡所得數值最大作為脈搏率來控制運動量。如 60 歲的人，運動的脈搏應當不超過 170-60 = 110 次 / 分。這一脈搏率的持續時間，以 5-15 分鐘為合適。

**要遵循循序漸進的原則**：秋季鍛鍊和其他季節一樣，要不急不躁、按部就班，不要急於求成。運動要由簡到繁，由易到難；運動量由小到大，循序漸進。在運動前，必須做好準備運動，因為機體在適當運動負荷前，有一個逐步適應的變化過程。如果沒有做好熱身活動，就進行高強度的運動，關節及肌肉等極易受到損害。鍛鍊後，也要注意做一些整理運動，機體運動後處於較高的工作狀態，如果立即停止運動，坐下或者躺下休息，易導致眩暈、噁心、出冷汗等自主神經紊亂症狀。清晨氣溫相對較低，不可穿着單衣去戶外運動，鍛鍊時也應當要保暖，鍛鍊後更忌穿着汗濕的衣服在冷風中逗留，以防止身體着涼。

**及時補水，防止秋燥**：秋天，人體內容易積一些燥熱，而且秋季空氣濕度降低，容易引起咽喉乾燥、口舌少津、嘴唇乾裂、鼻子出血、大便乾燥等症狀。加上運動喪失的水分較多，會加重人體缺乏水分的反應。所以，運動期間應及時補水，但需遵循少量多次原則。多吃梨、蘋果、乳類、芝麻、新鮮蔬菜等柔潤食物或者平時多喝冰糖梨水、冬瓜湯等食物，保持上呼吸道黏膜的正常分泌，防止咽喉腫痛。

## 秋季適宜的運動項目

登山：週末假期，與親朋好友結伴而行，登山暢遊，盡情地飽覽名峯秀水、秋山紅葉，領略大自然的綺麗景色，既可盡舒胸懷，又可增強體質，其樂無窮。經常登山對增加人體肺通氣量和肺活量非常有益，而且經常登山，還能增強體質、防病治病。

登山旅遊儘管好處很多，但應注意衛生保健，否則事與願違。在登山前最好做一次全面身體檢查，尤其是中老年人。慢性病患者，以了解自身健康狀況。若有嚴重高血壓、心臟病、肺結核、神經病的人不要登山，以免發生意外。

對山上的氣候特點應有所了解，爭取在登山前一天得到準確可靠的天氣預報。帶好必需的衣物以備早晚禦寒，防止感冒。登山時，還應當增減衣服來適應溫度變化。登山以布底鞋、膠底鞋為宜。

休息時不要坐在潮濕的地上和風口處，出汗時可稍鬆衣扣，不要脫衣摘帽，以防傷風受寒。進餐時應在背風處，先休息一會再進飲食。

登山時動作要緩慢，尤其是老年人和體弱的人更要注意這一點。每走半小時，最好休息 10 分鐘，避免過度疲勞。登高的時間要盡量避開氣溫較低的早晨和傍晚。

旅遊登山，不是為了競爭，只是為了遊樂。旅遊攀登，要不計速度，只求逍遙。或沿石階扶梯，或尋林蔭小道，緩緩而行，觀風景，覽古蹟，邊遊邊談，妙趣橫生。

在登山時，要時時預防急性腰腿扭傷，因此，在每次休息時，都要按摩腰腿部肌肉，防止肌肉僵硬。按摩方法很簡單，即用兩手輕輕按揉或捏拉腰背部、大腿及小腿的各處肌肉。

**慢跑**：秋季"養收"，即在運動中注意避免運動過劇，防止汗液流失，陽氣傷耗。所以，慢跑是最理想的秋季運動方法。秋高氣爽時，到戶外慢跑，也相當於是進行空氣浴。另外，慢跑時，沐浴在溫和的陽光下，呼吸着新鮮的空氣，還有助於振奮人的精神，調節情緒，增強人的意志，消除疲勞，忘記憂愁。經常跑步還有助於改善腦部的血液供應，可有效地補充氧氣，慢跑還有助增強血液循環，改善心功能，增加能量消耗，有助於健美，甚至還有延緩衰老、降低膽固醇、預防動脈硬化的作用。跑步時候，頭正頸直，上身微向前傾，雙目平視，兩手自然握成空心拳，均勻呼吸，全身放鬆，意守丹田，排除一切雜念，可以收到心身雙練的作用。跑步時以感全身微微汗出為準，跑步結束後要繼續行走一段距離，做做深呼吸，兩手自然甩動。

**秋遊**：是指在秋季到大自然中去飽覽湖光山色，欣賞奇觀異景，是一件極有趣味的事情，它有助於解除煩惱，增添學識，愉悦心情，還可以鍛鍊身體。外出旅遊時，臨水可以使人心胸開闊，情緒開朗，遊山可以磨煉人的意志，更重要的是，出外旅遊，也是一項體力運動，可以增強人的體魄。

## 忌讓 "秋愁" 上心頭

秋季的精神養生，應做到 "使志安寧，以緩秋刑，收斂神氣，使秋氣平，無外其志，使肺氣清，此秋氣之應，養收之道也"。意思是説，在秋天裏，人們一定要保持精神上的安寧，只有這樣才能減緩肅殺之氣對人體的影響；還要注意不斷地收斂神氣，並不使神志外馳，以保肺之清肅之氣，這就是順應秋季季節特點，在精神上養收的方法。用一句話來概括秋天精神調養的原則，即要做到清靜養神，而要達到這一點，辦法是盡量排除雜念，以達到心神寧靜狀態。

在秋季的日常生活中，一方面宜早睡早起，參加戶外活動，舒展筋骨，或外出秋遊，登高賞景，令人心曠神怡，或靜練氣功，收斂心神，保持內心寧靜，安靜心神；另一方面宜注意培養自己的樂觀情緒，以平和的心態對待一切事物，以理智的眼光看待自然界的變化，以順應秋季收斂之性，平靜地度過這一多事之秋。

秋風蕭瑟，秋雨悽涼。的確，在秋三月裏，紅衰翠減，百花凋零，容易讓人觸景生情，憂愁纏心。因此，秋季養生忌讓 "秋愁" 上心頭。

"秋愁" 何來呢？秋風秋雨易使人憂愁，並不完全是審美和心理方面的原因，也有着一定的生理原因。

"天人相應" 説：人類依賴自然界而得以生存，而自然界的變化又可直接影響人體，使機體發生相應的反應；秋季是暑寒交替之季，秋寒逼人，草木凋零。那些素來缺少親友關照，生活條件比較困苦的老年人觸景生情，不免會產生哀歎人生遲暮的悲傷心理。

「秋燥影響」說：中國傳統醫學認為，秋屬金，其氣燥；燥為陽邪，易耗津液；津液損耗則肺氣虛；肺氣虛則疲倦氣短、頭昏乏力、食慾不振。特別是老年人更易受秋燥影響，對外界不良刺激的抵抗力、耐受性下降，心境不寧，生出悲愁情緒。

「生物節律紊亂」說：現代醫學認為，秋愁、悲秋或苦秋，在一定程度上與老人生物節律紊亂密切相關。在人的大腦中，有個叫松果體的腺體，分泌一種「褪黑激素」。這種激素能誘人入睡，還可使人消沉抑鬱，而陽光則使褪黑激素分泌量減少。反之，秋涼以後，如果是陰沉天氣，陽光少而且弱，松果體分泌的「褪黑激素」相對增多。此外，在低溫條件下，人的新陳代謝和生理功能處於受抑狀態，容易產生內分泌功能紊亂，從而進一步導致情緒低落、注意力不集中，甚至還會出現心慌心悸、失眠多夢等症狀。這就是人們常說的「低溫抑鬱症」。

由此可見，「秋愁」是老年人對外界干擾所作出的一種不良精神反應。這種不良情感刺激，將導致老人機體氣機紊亂，臟腑氣血失調，陰陽失去平衡，進而危及機體的健康。

怎樣克服「秋愁」？第一，要讓陽光圍繞着你，在工作場所，要爭取照明充分。在秋雨連綿之時，晚上要增加光照，從而抑制"褪黑激素"分泌。第二，當情緒不好時，最好的方法是轉移一下注意力，去參加體育鍛鍊，如打太極拳、散步等，或參加適當的體力勞動，用肌肉的緊張去消除精神的緊張，這是因為運動能改善不良情緒，使人精神愉快。第三，有條件的最好去旅遊，去遊山玩水，因為臨水使人開朗，遊山使人幽靜，年老的泛舟水中，怡然自得，年輕的攀山登岩，礪煉意志。第四，自己要想想美好的未來，少一些懷舊情調，要多想想美好的未來，多參加一些有意義的活動，以豐富自己的業餘生活。此外，還可採取琴棋書畫移情法，因此，當處於"秋風秋雨秋愁時"，可以聽一聽音樂，欣賞一下戲劇，或觀賞一場幽默的相聲，這樣，苦悶的情緒也隨之而消。第五，秋天應當多吃健腦活血作用的食物。如桃仁、牛奶、雞蛋、豆製品等。另外，在情緒低落時，可適當飲些咖啡、綠茶，吃些香蕉、巧克力等，從而興奮神經系統，改善心境。

在現實生活裏，人們應把精力用在事業上，而不要"爭名在朝，爭利於市"，把自己的名利看得輕一些，多做好事，多作貢獻。倘若私心太重，慾望太高，達不到目的，就會產生憂愁、悲傷、苦惱。故思慮太多，便可傷神致病。

## 老年人宜保持心態平衡

"多事之秋"並非不可抗拒。老年人在秋季應保持心態平衡和良好的精神狀態，切不可為秋的蒼涼、肅殺之氣所惑，自尋煩惱。這一點，特別需要得到家人的關懷和理解。保持起居、飲食有常的生活習慣；適量採取一些耐寒鍛鍊措施，增強機體對多變氣候的適應能力。在秋季的日常生活中，一方面宜早睡早起，參加戶外活動，舒展筋骨，或外出秋遊，登高賞景，令人心曠神怡，或靜練氣功，收斂心神，保持內心寧靜，安靜心神，多參與一些有益於愉悅身心的娛樂活動；另一方面宜注意培養自己的樂觀情緒，以平和的心態對待一切事物，以理智的眼光看待自然界的變化，以順應秋季收斂之性，平靜地度過這一多事之秋。

## 秋季鍛鍊養生術

金秋時節，是鍛鍊身體的大好時機。練習氣功，可以靜功為主，兼以練習動功。同時，可針對秋燥傷肺的特點，練習秋季養肺功法和時令功法，以增強肺的功法，還可逐步做一些抗寒耐凍鍛鍊，為嚴冬到來做好準備。

**呼吸健肺操**：站立位，抬頭挺胸，伸展胸廓，雙臂下垂，兩腳間距同肩寬。吸氣時，雙手經體側緩慢向上伸展，並盡量擴展胸廓，呼氣時將雙手還原。

**轉體壓胸**，站姿同上。吸氣，上身緩慢地向右後方轉動，右臂隨之側平舉並向右後方伸展。然後，左手平放於左側胸前向右推動胸部，同時呼氣。向左側轉動時，動作相同，方向相反。

**交叉抱胸**。坐位，兩腳自然踏地，深吸氣後緩緩呼氣。吸氣時，雙臂交叉抱於胸前，上身稍前傾，呼氣時還原。

雙手擠壓胸，體位同上。雙手放於胸部兩側，深吸氣，然後緩緩呼氣。呼氣時，雙手擠壓胸部，上身前傾，吸氣時還原。

抱單膝擠壓胸，體位同上。深吸氣，然後緩緩呼氣。呼氣時，抬起一側下肢，雙手抱住小腿，並向胸部擠壓，吸氣時還原，兩側交替進行。

抱雙膝壓胸。直立，兩腳並攏，深吸氣後緩緩呼氣。呼氣時，屈膝下蹲，雙手抱膝，大腿盡量擠壓腹部及胸廓，以協助排除肺內存留的氣體，吸氣時還原。

以上各項依次做完，每次重複 5-8 次；根據體質狀況，如年老體弱可選其中幾種動作，每次重複 10-15 次。每天做 2-3 遍。做操時，以腹式呼吸為主，加大吸氣深度；呼氣應緩慢，盡量呼盡。在做完每一個動作時，應保持姿勢數秒鐘，然後再進行下一個動作。

本操是全身運動和呼吸相結合的動作，要求做到緩慢柔和，呼吸細長均勻。本操有助於增強肺的功能和氣體代謝，以及加快血液循環，尤適宜於秋天鍛鍊。

**吐納健身法**：每日早晨洗漱後，於室內閉目靜坐，先叩齒 36 次，再用舌在口中攪動，待口中液滿，漱練幾遍，分 3 次嚥下，並意送至丹田，稍停片刻，緩緩做腹式深呼吸。吸氣時，舌舔上齶，用鼻吸氣，用意將氣送至丹田，再將氣慢慢從口呼出，如此反覆多次。

**健鼻功**：中國醫學認為，肺開竅於鼻。鼻的通氣和嗅覺功能，主要依靠肺氣的作用，肺氣和，呼吸利，鼻的嗅覺才能靈敏。若肺氣不足，鼻的功能減退時，即見嗅覺不靈，清涕自出。由此可見，肺與鼻關係密切，其原因是二者同與人體最重要的功能—呼吸有關，即肺能職司呼吸，而鼻又是呼吸之氣的出入通道。如果鼻的通氣功能受到影響，則將嚴重影響肺臟的作用。因此，在秋季宜多做些健鼻功。

功法 1：在向東坐定時，屏氣連做 3 次，再用手捻鼻兩孔，可治鼻中疾患，也可通治腳上癰瘡，還可祛除涕唾，使鼻道通暢。長做此功，嗅覺可以聞達周圍遠處。

功法 2：蹲坐，合攏兩膝，張開兩腳，吸氣後屏氣，連做 5 次，可治療鼻瘡。

秋天常做上述健鼻功，有助於肺的呼吸功能正常。

按摩鼻部：方法是用兩手拇指外側相互摩擦，在有熱感時，用手拇指外側沿鼻樑、鼻翼兩側上下按摩 30 次左右，接着，按摩鼻翼兩側的“迎香穴”15-20 次（迎香穴在鼻翼外緣中點旁開 0.5 寸，當鼻唇溝中）。每天摩鼻 3-4 次，可大大加強鼻的耐寒能力，亦能治療傷風，鼻塞不通。

冷水浴鼻：具體做法是，將鼻浸在冷水裏，閉氣不息，少頃，抬頭換氣後，再浸入水中，如此反覆 10 次左右。若能堅持於每天清早或傍晚時，用冷水浴鼻效果會更好一些。

# 4 | 秋季飲食養生

## 秋季適宜食品

**銀耳**：又稱白木耳，是一種有補益作用的名貴補品。其含有多種氨基酸、維他命，具有補胃、潤肺生津、提神、養胃、益氣、健腦等功效，常用來治療虛勞咳嗽、痰中帶血、婦女白帶過多、老人身體虛弱、消瘦、食慾不好等症，與黑木耳比，其性偏涼、養陰生津作用比黑木耳強。

**甘蔗**：味甘、澀、性平，有滋陰潤燥、和胃止嘔、清熱解毒之功，適用於津液不足所致的口乾便秘、咳嗽痰少；胃津不足乾嘔；熱傷津液所致的口渴心煩，為秋令適宜之食補。

**燕窩**：屬珍貴補品，為雨燕科動物金絲燕及多種同屬燕類用唾液或唾液與絨羽等混合凝結所築成的巢窩，其蛋白質含量特別高，功能養陰潤燥，益氣補中，有延年益壽之功。適用於肺陰虛所致的潮熱、盜汗、乾咳少痰、咯血等；對胃陰虛所致的噎嗝反胃、氣虛自汗亦有較好療效。

**梨**：性寒、味甘，有潤肺、消痰、止咳、降火、清心等功用，適用於秋燥或熱病傷陰所致的乾咳、口渴、便秘，以及內熱所致的煩渴、咳喘、痰黃等。秋天食梨最適宜，對人大有益處。

芝麻：性味甘平，有養陰潤燥、補腎益腦、止咳平喘之功，適用於陰液不足所致的腸燥便秘，皮膚乾燥及肝腎精血不足所致的眩暈，頭髮早白、腰膝酸軟；此外，對產後血虛乳汁不足亦有效。

蓮子：蓮子為秋季很有價值的食補佳品，滋補元氣、健脾益胃甚佳。蓮子的品種很多，但是以湖南的湘蓮、浙江的衢蓮、福建的建蓮為上品。其生可補心脾，熟能厚腸胃，既能補，又能固。因此，有補中止洩、安中固精的作用。

香蕉：香蕉為夏末秋初的果品。香蕉性味甘、寒，入肺、大腸經，具有清熱潤腸、潤肺解酒的作用。適用於腸燥便秘、肺熱咳嗽等病症，效果頗佳。同時，對於高血壓、心臟病患者，只要腎功能正常，常食用有益無害。

菠菜：性味甘涼，能滋陰潤燥，養血之血，通利腸胃，可用於津液不足之口渴欲飲、腸燥便秘、貧血及衄血、便血等出血症。

豆漿：是將大豆浸泡，磨為汁，濾去渣，經煮熟而成。性味甘平，功能補虛潤燥，清肺化痰、通淋。常用於身體虛弱及產後氣血不足。久病肺虛咳嗽及痰火哮喘以及淋症。

飴糖：味甘、微溫，有補虛、潤肺、止咳、緩氣止痛的作用。本品富於營養，它是由糯米、粳米、麥、栗等磨粉，經過蒸煮，加入麥芽經發酵糖化而成的糖類食品，可用於體虛者及小兒、產婦的滋養品；對於肺虛或肺燥痰少、乏力咳嗽亦有療效。此外，還適用於脾胃陽虛或氣虛所致的脘腹疼痛。

**鴨蛋**：味甘鹹，性涼，功能滋陰、清熱，可用於陰虛所致的咳嗽痰少，咽乾痛，以及肺胃虛熱所致的口渴、乾咳、便乾等症。

**蜂蜜**：既是滋補佳品，又是治療多種疾病的良藥，《神農本草經》上說："安五臟，諸不足，益氣補中，止痛解毒，除眾病，合百藥，久服強志輕身，延年益壽。"對於津液不足諸症，脾胃陰虧或氣虛所致的胃脘疼痛等均有一定療效。

**橄欖**：為硬質肉果，口味酸澀，嚼之餘味回甘。其含鈣量在水果家族裏名列前茅。有清肺利咽、化痰消積、解毒生津的作用，可治療咽喉腫痛、肺燥咳嗽、食少食積，及河豚中毒等症。秋天氣候乾燥，若常食二三枚橄欖，有生津、防治上呼吸道感染之效。

## 秋季宜食水果

**蘋果**：營養豐富，為水果佳品之一，除供鮮食外，也可作為食品加工。中醫認為，蘋果具有生津、潤肺、除煩、開胃、醒酒等功用，對消化不良、氣壅不通者，可擠汁服之。蘋果還能預防和消除疲勞，蘋果中的鉀能與體內過剩的鈉結合，並使之排出體外。所以，食入過量鹽分時，可吃蘋果來幫助排除。因此，吃蘋果或飲蘋果汁，對高血壓患者有益。

石榴：性味甘酸澀、溫，具有殺蟲，收斂、澀腸、止痢等功用，適用於久痢、久瀉、便血、脫肛、帶下、胃積腹痛、疥癬、中耳炎、創傷出血等症。

石榴果實營養豐富，含蘋果酸和枸橼酸，維他命 C 含量比蘋果、梨要高出一兩倍。甜者如蜜，含糖量很高；酸者，入口齒根生水，酸中泌甜。

若是聲嘶、咽乾者，用鮮果 1-2 個，去皮，顆粒慢慢嚼服（吐核），每日 2-3 次；若是久痢久瀉，用鮮果一個，連皮搗碎，食鹽少許，加水煎服，每日 3 次。

葡萄：性味甘、酸，鮮食酸甜適口，生津止渴，開胃消食，據《陸川本草》裏記載："葡萄滋養強壯、補血、強心、利尿。治腰痛、胃痛、精神疲憊、血虛心跳。"

現代醫學認為，葡萄果除含有大量葡萄酸、果糖外，還含有蛋白質、氨基酸、檸檬酸、蘋果酸、維他命 C、胡蘿蔔素、核黃素以及鈣、鐵、磷等對人體健康非常有益的物質。但脾胃虛弱者不宜多食，食多令人洩瀉。

芒果：性味甘、酸、涼、無毒，具有益胃、解渴、利尿的功用，芒果色、香、味均佳，營養價值很高，含有豐富的維他命和糖分，除供鮮食外，還可做蜜餞、果乾、罐頭。

楊桃：性味甘、酸、平，其果能生津止渴，據古代醫書裏說：楊桃"止渴解煩、除熱、利小便、除小兒口爛、治蛇咬傷症。"秋天若患風熱咳嗽,用楊桃洗淨鮮食;若患小便熱澀,用鮮楊桃 2-3 個,洗淨切碎、搗爛絞汁,溫開水沖服,日服 2 次;若患咽喉腫痛,將鮮楊桃洗淨生食,日 2-3 次,每次 1-2 個。但本品多食傷胃,尤其是平素脾胃虛寒者更要少食。

**柚子**:性味酸、寒、無毒,功能理中除脹、化痰止咳、健胃消食、消腫止痛,適用於胃病、消化不良、慢性咳嗽、痰多氣喘等症。

柚子果肉風味,甜酸適口,除供食用外,果皮可作蜜餞、果汁。柚子以含維他命 C 豐富而著稱,維他命 P 的含量也較柑、橘、橙略多,因此更有益於心血管病及肥胖病患者。柚子所含的有機酸,大部分為枸櫞酸,而枸櫞酸具有消除人體疲勞的作用。

**檸檬**:味極酸、甜,具有生津、止渴、袪暑、安胎等功用,檸檬酸是各種水果中所含有機酸的一種,以檸檬中含量最多而命名。各種檸檬型飲料如檸檬茶、檸檬汽水、檸檬露、檸檬果汁以及一些風味食品,均須借助檸檬酸才能獲得檸檬的特殊芳香和甘酸氣味。

因檸檬酸可以與鈣離子結合成一種可溶性絡合物,從而緩解鈣離子促使血液凝固的作用,故高血壓、心肌梗死患者常飲檸檬飲料,對改善症狀大有益處;此外,檸檬酸還具有防止和消除皮膚色素沉着的作用。

**山楂**:性味酸、甘、微溫,營養極其豐富,維他命 C 就多達 89 毫克,在水果中居第三位;尤其是其含鈣量,也名列前茅,非常適合小兒、孕婦對鈣質的需求。

以上僅是以水果為例來說明常吃些酸味的食品在秋天有益，當然還有些蔬菜在秋天吃大有好處，這裏就不一一列舉了。總之，在秋天要適當多食些酸的，這樣就能增加肺的功能，以防肺氣太過而傷肝。

## 秋季養生粥

每天早起，空腹胃虛，可以喝一大碗粥，使腸胃得到滋養，不會增加消化系統的負擔，也不會導致肥胖。晚間喝粥，還能幫助睡眠，與喝牛奶有異曲同工之妙。

**甘蔗粥**：用新鮮甘蔗，榨取汁約 100-150 毫升，兌水適量，同粳米煮粥。此粥清熱生津、養陰潤燥，適用於熱病恢復期津液不足所致的心煩口渴、肺燥咳嗽、大便燥結等。

**黃精粥**：選用洗淨的黃精 10-30 克，煎取濃汁時去渣或用新鮮黃精 30-60 克，洗淨後切成片，煎取濃汁，去渣後同粳米煮粥，粥成時加入白糖適量即可。此粥能補脾胃，潤心肺。適用於脾胃虛弱、體倦乏力、飲食減少、肺虛燥咳或乾咳無痰。

**玉竹粥**：先將新鮮玉竹 50 克洗淨，去掉根鬚，切碎煎取濃汁後去渣，或用乾玉竹 20 克煎湯去渣，加入粳米，再加水適量煮為稀粥，粥成後放入冰糖，稍煮沸即可。此粥可以滋陰潤肺、生津止渴，適用於肺陰受傷、肺燥咳嗽、乾咳少痰或無痰、高熱病後、煩渴、口乾舌燥、陰虛低熱不退。

**沙參粥**：先取沙參 15-30 克，煎取藥汁，去渣，加入粳米煮粥，粥成時加入冰糖同煮為稀薄粥；或用新鮮沙參 30-60 克，洗淨後切片，煎取濃汁同粳米、冰糖煮粥服食。可養胃、潤肺、祛痰、止咳，適用於肺熱肺燥、乾咳少痰或肺氣不足、肺胃陰虛的久咳無痰及咽乾，或熱病後津傷口渴。

**銀耳大米粥**：銀耳富含豐富的碳水化合物、脂肪、蛋白質以及硫、鈣、鐵、鎂等營養成分，是秋季一味滋陰、潤肺、生津的滋補佳品。取銀耳 5 克，加水浸泡後，和大米 50-100 克共煮成粥，粥熟後，加入蜂蜜 25 克。每日服用 2 次。銀耳富含豐富的碳水化合物、脂肪、蛋白質以及硫、鈣、鐵、鎂等營養成分，是秋季一味滋陰、潤肺、生津的滋補佳品。

**蓮藕大米粥**：取藕 100 克，清洗乾淨，切成碎末，與大米 50 克共煮成粥，粥熟爛後，加蜂蜜適量，混勻，即可服用。每日服用兩次。蓮藕是秋季最佳的水生食物，熟藕味甘，具有補血生津、健脾開胃、除燥潤肺的作用。

**山藥大米粥**：取山藥 100 克，清洗乾淨，切成碎末，和大米 50 克共煮成粥。每日服用兩次。山藥是秋季最佳的薯類食品。中醫認為，山藥味甘，性平，具有滋潤除燥的作用。山藥多食無妨。

**胡蘿蔔大米粥**：取胡蘿蔔 150 克，去皮，清洗乾淨，切成碎末，同大米 100 克共煮成粥。每日服用兩次。胡蘿蔔為秋末冬初的佳蔬，胡蘿蔔性味甘、平，具有下氣利胸膈、補中安五臟的作用，主治便秘、腸胃不適、飽悶氣脹、消化不良等病症。

**馬鈴薯大米粥**：取馬鈴薯 100 克，去皮，清洗乾淨，切成小塊，和大米 50-100 克，共煮成粥。每日服用兩次。馬鈴薯是秋季營養最佳蔬菜，馬鈴薯味甘、性平，具有健脾和中、益氣調中的功效，主治胃燥、胃痛、便秘等病症。

**珠玉二寶粥**：先把生薏苡仁 60 克煮至爛熟，而後將生山藥 60 克搗碎、柿霜 30 克，同煮成糊粥。此粥能補肺、健脾、養胃，適用於陰虛內熱、乾咳、大便洩瀉、食慾減退等脾肺氣虛的病症。

## 秋季養生茶

**蘿蔔茶**：白蘿蔔 100 克，茶葉 5 克。先將白蘿蔔清洗乾淨，切成片，加水適量，煮爛，加入食鹽調味，再將茶葉用開水沖泡 5 分鐘，倒入蘿蔔汁內服用。每天服用兩次。具有清熱化痰、理氣開胃的功效，適用於秋季咳嗽痰多、納食不香等病症。

**薑蘇茶**：生薑、蘇葉各 3 克。將生薑切成細絲，蘇葉洗淨，用開水沖泡 10 分鐘飲用。每日服用兩劑，上、下午各溫服 1 劑。具有疏風散寒、理氣開胃的功效，適用於秋季風寒感冒、頭痛發熱或有噁心、嘔吐、胃痛腹脹等腸胃不適型感冒。

**銀耳茶**：銀耳 20 克，茶葉 5 克，冰糖 20 克。將銀耳清洗乾淨，加水適量，與冰糖燉熟；將茶葉沖泡 5 分鐘，取汁混入銀耳湯，攪拌均勻服用。具有滋陰降火、潤肺止咳的功效，適用於秋季陰虛咳嗽等病症。

**橘紅茶**：橘紅 3-6 克，綠茶 5 克。先用開水沖泡，再放入鍋內，隔水蒸 20 分鐘後，服用。每日服用 1 劑，隨時飲用。具有潤肺消痰、理氣止咳的功效，適用於秋令咳嗽痰多、黏而咳痰不爽之症。

**佛手茶**：佛手具有止痛、消炎化痰的作用。將鮮佛手果切成片，取數片用開水沖泡，喝着滿口芬芳。可治療胃病、胸腹脹痛。

**山楂茶**：山楂具有降血壓、血脂的作用。取鮮山楂果 3-6 顆，洗淨，切成片，加入綠茶 5 克，用開水沖泡。尤其適合患有肝炎、腎盂腎炎和浮腫的病人飲用。

**紅棗茶**：紅棗的維他命含量為百果之冠，具有養胃健脾、益血壯神、提高人體抗衰老的作用。取小紅棗 6-8 顆，紅茶或綠茶 5 克，開水沖泡。適合各種人群飲用。

**檸檬茶**：檸檬具有防治感冒、降血壓、減肥、止痛和加速血液循環的作用。將鮮檸檬果切成片，取數片用水沖泡，也可加入少許綠茶和白糖。適合老年高血壓患者和減肥的人飲用。

**龍眼茶**：龍眼就是桂圓，具有開胃益脾、養血安神、增進食慾的作用。取龍眼乾果 5-8 顆，去殼後，加入紅茶 5 克，用開水沖泡，也可適量放些糖。適用於體弱血虛、驚悸、健忘、失眠等症。健康人飲用，為保健佳品。能抗衰防老，益智美容。

**枸杞茶**：枸杞具有補腎益精、養肝明目的作用。取枸杞子乾品 3 克，綠茶 5 克，用開水沖泡，也可單獨沖飲。適用於肝陰不足、肝血虧損所致頭暈眼花、視力減退、眼目乾澀、目赤升火、高血壓、高血脂、糖尿病、動脈硬化及未老先衰等病症。

**金橘茶：**金橘具有理氣解鬱、消食化痰的作用。取金橘鮮果 5 顆，綠茶 5 克，開水沖泡。可防治感冒，治療胸悶鬱結，並能開胃，增進食慾。

## 貼秋膘宜防秋胖

經過一段漫長酷暑流汗的煎熬，人體內的蛋白質、維他命、微量元素及脂肪等營養物質耗損了不少。立秋以後，秋風送爽，人們的食慾逐漸增強，希望多吃一些，吃好一些，補補夏季給身子造成的虧空。雖然補身子確實有益於恢復體力和體能，但是，如果補益不當，將會導致"秋胖"。所以，貼秋膘宜防秋胖。

在進餐之前 20-40 分鐘，吃一些水果或飲上 1 杯果汁，可以順利又無痛苦地防止因進餐過多而誘發的肥胖。由於在水果或果汁中富含果糖及葡萄糖，同屬"單糖"，可以快捷地被機體吸收"運作"，使因強體力或腦力勞作而減低的血糖得以恢復，滿足肌體對熱量與血糖的緊迫"渴求"。

## 消除秋愁有妙方

秋愁是一種季節性心理疾患，宜通過食療加以消除。現介紹幾種消除秋愁的食療方。

**糯米大棗粥**：糯米60克，紅棗20克，桂圓10個，加水適量，先用武火煮沸，再用文火煮成粥，即可食用。

**蓮子桂圓百合湯**：蓮子適量，桂圓肉7-10個，百合3顆，加水適量，先用武火煮沸，再用文火煮10分鐘，加入冰糖適量，拌勻，即可食用。

## 秋季食忌

**忌食辛熱香燥的食物**：蒜、蔥、生薑、八角、茴香等辛辣的食物和調品，多食助燥傷陰，可以加重內熱，使燥邪侵犯人體。所以，秋季忌食辛熱香燥的食物。

**忌食油膩煎炸的食物**：炸雞腿、炸鵪鶉等煎炸的油膩食物，秋季食用後難以消化，容易積於腸胃之內。加之脾胃功能較弱，食用油膩煎炸的食物會加重體內積滯之熱，不利於人體適應秋季乾燥的特性。所以，秋季忌食油膩煎炸的食物。

**忌生吃水生植物**：在中國的南方，秋季是大部分水生植物收穫的季節，也是囊蚴最多的季節。如荸薺、茭筍、菱角等，它們大都質白鮮脆、清涼爽口，吃起來味道很美，並有清熱解毒、開胃消食、化痰止咳等醫用功效。

但是，生吃這類水生植物，極容易導致薑片蟲的感染。薑片蟲是寄生在人體中的一種吸蟲，通常寄生在小腸內，靠吸盤的作用牢牢吸附在腸壁上，使腸黏膜發炎、出血、水腫，甚至形成潰瘍，一般常伴有腹瀉、食慾不振；兒童感染後，會出現臉部浮腫、發育遲滯、智力減退等現象；少數情況嚴重者，可因衰竭或虛脫導致死亡。因此，秋季忌生吃水生植物。

**忌吃肥甘食品**：中醫認為，秋季主肺氣，肺主辛味。如果肺氣太過，往往會導致肝氣抑鬱。秋燥易傷津液。因此，在飲食方面，以防燥護陰、滋陰潤肺為主，忌吃肥甘食品。

**忌大棗與黃瓜、胡蘿蔔一起食用**：被譽為"天然的維他命丸"的紅棗，忌與黃瓜、胡蘿蔔一起食用。因為，胡蘿蔔含有抗壞血酸酵酶，黃瓜含有維他命C分解酶，兩種成分都可破壞紅棗中的維他命C。

**小兒忌吃生棗**：色彩鮮艷，美味可口，象徵着吉祥、幸福和喜慶的紅棗，是秋季佳果。但是，小兒忌吃生棗。

大棗本為甘溫補益之品，但生吃便可造成腹脹、腹瀉。唐代名醫孫思邈說過："多食（生棗）乏人熱渴膨脹，動臟腑，損脾氣，助濕熱。"大棗每至將熟未熟之際，小兒多貪食，常引起消化不良。另外，乾棗多曬於地上，皮褶皺處常匿蟲卵，故李時珍引《大明本草》強調說："（生棗）有齒病、疳病、蟲病，人不宜啖食，小兒尤不宜食。"

**忌空腹食用馬蹄**：秋季陸續上市的馬蹄，具有消積化食的功效，食積腹脹患者食用適宜。如果空腹食用馬蹄，不但起不到充飢的效果，反而會使胃部不適。所以，秋季忌空腹食用馬蹄。

忌生吃蓮子：蓮子，又名蓮子肉、湘蓮肉、建蓮肉，營養豐富，主要含有蛋白質、鈣、磷、鐵質及維他命 B1、維他命 B2 和胡蘿蔔素、澱粉等成分。但是，蓮子性澀滯，可影響脾胃的工作，《本草綱目拾遺》說"生則脹人腹"。所以，秋季忌生吃蓮子。

忌多吃杏：到了秋季，黃澄澄的杏就陸續上市了。杏不但含有豐富的蛋白質、脂肪、糖、礦物質、維他命等一般營養物質，而且還含有獨特的苦杏仁甘、黃酮類物質等，是防癌抗癌的佳果。

杏雖然具有這種獨特的魅力，但是我們也提出忠告，吃杏有益，忌多食用。因為杏具有強烈的酸性，多吃會使胃酸增多，容易引起消化不良和潰瘍病。杏性溫，多吃容易上火，會誘發癤腫、腹瀉，對牙齒不利，容易發生齲齒。自古以來，中國民間就有"杏傷人"之說。所以，秋季忌多吃杏。

忌生吃白果：秋令果品白果，又名銀杏、公孫果，備受人們喜愛。但生白果的外皮中含有白果酸、氫化白果酸、氫化白果亞酸、白果醇等有毒成分，可造成對中樞神經系統的損害，出現嘔吐、腹痛、神志不清、呼吸困難等症狀，甚至呼吸麻痺而死亡。製熟後則毒性減弱，表皮也容易脫落。所以，秋季忌生吃白果。

忌吃發苦的柑橘：秋季成熟的色彩艷麗的柑橘，酸甜適口，營養豐富，還有很高的藥用價值，是果品中的佼佼者。但是，值得提醒的是，忌吃發苦的柑橘。因為，在未成熟的柑橘中含有較多的苦味物質，食用這種帶有苦味的未成熟的柑橘，對身體有不良影響。受了凍的柑橘的原生質脫水，蛋白質及膠體產生不可逆轉的凝固作用，失去對微生物的抵抗能力，細菌就會在其中加速繁殖，使柑橘的苦味加重。這種柑橘不但失去原有的營養價值，而且不衛生，對人體有害無益。

**忌多吃和空腹吃柿子：** 秋季上市的柿子，既好看又好吃，營養也很豐富，但是忌多吃柿子。因為柿子中含有大量的果膠和膠酚，這兩種成分在柿膠和柿核中尤其多。果膠和柿膠酚遇到胃酸後可凝結成塊，甚至會變成像石頭一樣的硬塊—胃柿石。吃柿子時應去皮，每次不要吃得太多，一次只吃 1-2 個便可。如果柿子吃多了，極容易引起胃柿石。未成熟的柿子就更不能吃了。空腹時人體胃酸多，而柿子中含有的膠酚、果膠及單寧等物質，它們與胃酸相遇後會凝結成小塊。小塊又可逐漸凝聚成大塊硬物，形成胃柿石，小者如杏核，大者如鴨蛋。胃柿石與食物殘渣相積聚，越積越大，越滾越硬，使人胃痛、噁心、嘔吐、厭食，嚴重者會引起消化道出血、胃穿孔、腸梗阻。所以，秋季忌空腹吃柿子。

**忌柿子與甘薯同食：** 柿子和甘薯都是秋季時令美食，備受人們的喜愛。但是，如果柿子與甘薯同食，由於甘薯中含有"氧化酶"和粗纖維，在人的胃腸中容易產生二氧化碳氣體，刺激胃酸分泌，使胃酸增多，促使胃柿石形成。所以，秋季忌柿子與甘薯同食。

**忌食用有洞無蟲的栗子：** 秋季，栗子大量上市。栗子是害蟲喜愛的"盤中餐"之一。一生三代的食心蟲，第一代幼蟲危害梨樹，第二代危害玉米，第三代危害栗子。食心蟲"安家"在栗子裏，一些黑心的商販便用敵敵畏噴灑在外殼上，然後用袋裝起，以此驅趕害蟲。雖然這種驅蟲方法簡單有效，但農藥殘留量極大。因此，如果買到一些外殼有蟲洞、裏面卻沒有蟲子的栗子，最好忌食用。

**秋季鮮藕忌生吃**："秋季好食藕。"藕主要含碳水化合物、無機鹽、維他命等營養成分。生藕雖然鮮嫩可口，但有些藕寄生着薑片蟲，很容易引起薑片蟲病。薑片蟲寄生在人體小腸中，其卵落入水中就會發育成毛蚴，並在螺螄體內發育成尾蚴，尾蚴鑽出螺殼附在生藕上，形成囊蚴。人吃了帶囊蚴的生藕，囊蚴就會在小腸內發育為成蟲，成蟲附在腸黏膜上，會造成腸損傷和潰瘍，使人腹痛、腹瀉、消化不良，兒童還會出現面部浮腫、發育遲緩、智力減退等症狀，嚴重者還會發生虛脫而死亡。所以，秋季鮮藕忌生吃。

**秋季花生忌生吃**：秋季是花生成熟的季節。有人喜歡吃生花生，説它又甜又脆，營養豐富。其實，這種吃法很不科學。一方面，花生含有大量脂肪，如過多生吃，可導致消化不良或腹瀉；另一方面，花生長在地裏，表皮易被寄生蟲卵污染，生吃易感染寄生蟲病。另外，鼠類最喜歡吃花生，如生吃被鼠類污染過的花生，易患流行性出血熱。所以，秋季花生忌生吃。

## 秋季藥養

秋季進補也是非常重要的，一是在炎熱的夏天，人們的體力和精力消耗較大，身體顯得相對虛弱一些；二是秋天氣候乾燥，易傷人體陰津，人們在秋天常感到口唇乾燥，咽乾，皮膚乾燥，說明燥氣可消耗人體的津液。津液既損，滋補津液就是秋天藥養常用的辦法。其基本原則是應滋潤，切忌耗散，平時可服用西洋參、沙參、天冬、麥冬、玉竹、百合、冬蟲夏草、核桃仁、杏仁、川貝、胖大海等益氣滋陰，宣肺化痰的中藥來保養。秋分至立冬易發燥病，可用生地、百合、黨參、麥冬、甘草等，以防秋燥。

**西洋參**：又叫花旗參，主要產於美國和加拿大，移種於中國的叫種參，或叫種洋參，藥用其根，為貴重藥材。西洋參的主要作用有二：一是能用於氣陰虛所致的少氣、口乾而渴、乏力等症，或肺陰虛所致的咽乾、聲音嘶啞、乾咳等症，這是因為西洋參能補氣養陰；二是西洋參可用於陰虛發熱的午時潮熱而纏綿日久，或久咳、咯血、痰少等症；亦可用於高熱病中氣陰受損所致的氣短乏力、口渴、脈無力等症，這是因為西洋參能養陰清熱。還要說明的一點是，西洋參性涼而補，凡欲用人參不耐人參之溫者，皆可用之，特別是秋天，更是以服用西洋參為最好。

**沙參**：有南、北之分，二者清養肺胃之功相同。北沙參甘苦淡涼、滋陰力強；南沙參甘微苦涼，功同北沙參而力稍遜。沙參為清養保健之品，常用於補益保健。沙參在使用時，一般是入藥水煎服，每次 10-15 克。

**玉竹**：有養陰潤肺、益胃生津作用；是養陰生津之佳品。本品單用即效。

**天冬**：功能清肺降火，滋陰潤燥。天冬亦有潤肌悅顏、健身延年的作用。天冬單用就有效，以鮮天冬搗汁熬膏，每服一湯匙，早晚空腹溫酒下，久服有益氣延年之功。天冬根含天冬素（天冬醯胺）、黏液質、穀甾醇及 5 －甲氧基甲醛糠醛，所含苦味成分為甾體皂甘。其藥理有抗菌及抗腫瘤作用。

除上述幾味藥可在秋季作為補劑服用外，亦有一些中成藥可服用，如：

**人參健脾丸**：主要由黨參、白朮、陳皮、麥芽各 100 克，枳實、神麴各 150 克，山楂 45 克組成。功能健脾消食，主治脾胃虛弱所引起的消化不良，脘悶飽脹，不思飲食。每日 2 次，每次服 15 克，用溫開水送服。

**生脈飲**：主要由人參、麥冬、五味子組成，功能益氣生津，以治療氣虛津傷所造成的體倦汗多、短氣、心悸，口乾及氣虛性喘咳。口服安瓿劑，每次 10 毫升，日服 3 次。

上述各種中成藥，可消除燥熱之邪對人體的侵襲，即使是沒有造成口乾、舌燥之津傷者、亦可少量用之，但因滋陰藥多厚膩，凡脾胃虛弱者，當先調理脾胃。

# 5 | 秋季常見病防治

## 秋高氣爽話 "咳嗽"

"咳嗽"在傳統中醫學中為一病名，現代醫學中急、慢性支氣管炎、肺炎、過敏性哮喘等都屬於本病範疇。中醫認為，肺為嬌臟，喜潤惡燥，易為燥邪所傷。在秋季的日常生活中，如果燥邪犯肺，最易傷其陰津。肺失津潤，秋風一起，有不少人開始感冒咳嗽，或乾咳少痰，痰黏難咳出，或痰稠色黃，或痰稀色白，或痰中帶血，或胸悶氣喘。輕者咳聲不斷，重者遷延難癒，影響日常工作和學習，尤其有些患者夜間咳嗽明顯，妨礙正常休息和睡眠，讓人苦不堪言。所以，秋季防咳嗽刻不容緩！

中醫強調 "治未病"，伴着 "一場秋雨一場寒" 的秋天的來臨，我們又可以採取哪些手段防患於未然，盡量不去 "招惹" 咳嗽呢？可以從以下幾方面着手。

第一，隨氣溫的變化，及時增添衣服、被褥，防止受涼：尤其早晚溫差大，出行時一定要注意保暖。不必機械地去照搬 "春捂秋凍"，畢竟凡事都有個度，超過了這個 "度"，利就會變成弊的。因為過度地去 "秋凍"，結果感冒了，發燒了，咳嗽了，肺炎了，豈不太教條了？

第二，注意加強營養，以滋陰潤肺為主：秋冬季氣候乾燥，而前面提到過肺"喜潤而惡燥"，因此我們在平素注意飲食均衡的同時，應以滋陰潤肺為主。肺臟功能正常，自然咳嗽也就成了無源之水。《黃帝內經》中提到"秋冬養陰"說的也就是這個道理。中藥中麥冬、沙參、百合、枸杞等均為養陰潤肺之品，大家可以在熬粥時適量加入些。還有大夥都知道的梨、甘蔗、蜂蜜、銀耳等也都是不錯的滋陰聖品。

第三，多飲水：看似簡單，其實很實用。有些人認為不口渴不用急着喝水，其實這是一個很大的誤區。口渴是人的神經系統對體內缺水的一個較強烈的反應，如果你感到口渴，此時你的身體已經是處於較嚴重的"脫水"狀態。許多雜誌中提倡每天喝 8 杯水才算科學，其實個人認為沒有那麼絕對，完全可以因人而異，體型瘦小，自然可以少喝些，反之，人高馬大者多喝些更合適。而之所以強調 8 杯，其實意在強調飲水的重要性而已。而飲用甚麼樣的水好呢？白開水即可，又簡單又實惠，加入些蜂蜜當然更好！

第四，勤鍛鍊：我們的祖先告訴我們"正氣存內，邪不可干"。而"正氣"何來？多鍛鍊就是一個重要途徑。生命在於運動，說的不也正是這個道理嗎？

第五，防過敏：秋季空氣乾燥，又是葉落草枯時節，食物和空氣中的致過敏物質大量增加，極易侵犯一些有"宿根"的人，也就是西醫所說過敏體質的人，常引發哮喘。由於這些人體質素虛，對大氣的溫度、濕度等變化又極為敏感，極易因感冒而誘發支氣管哮喘。因而，這些特殊人群一定要格外注意了。

## 秋季要重視脫髮的防治

之所以要強調在秋季防止脫髮，原因是秋天氣候乾燥，人們若保養不當，易傷肺氣。按中國醫學理論，肺主皮毛，肺氣虛則衛外不足、毛髮不固。故金秋時節，脫髮相對增多，這時如果不注意保養，或盲目用藥，將會使脫髮加重。

引起脫髮不外乎先天遺傳的因素與後天的因素。後天的因素很多，所以要盡可能糾正一些不良的習慣以預防脫髮：一要保持精神愉快，避免緊張，每天要保證足夠的睡眠和休息時間。用腦過度和長期失眠者，容易過早脫髮；二要少食油膩、辛辣等帶有刺激性的食品，如咖啡、煙、酒等。避免服藥過量及服食有毒物質；三應注意對頭髮的護理，每隔 3 - 5 天洗髮一次，使頭髮常處於清潔的環境中，少用熱水及鹼性肥皂洗滌，也少用含氯量高的自來水洗頭。四是平時多做頭部的保健按摩，晚上臨睡前用頭刷將頭髮刷 30 下，這樣可將頭髮所黏附的塵垢刷掉，並可以促進頭皮的血液循環，有利於生髮、固髮和增加頭髮的光澤。

若已患脫髮，當及時治療。

## 秋燥慢性咽炎的防治

秋天之所以要特別重視對咽喉炎的防治，是由於秋天氣候多晴少雨、氣候乾燥。咽喉炎若在急性期得不到徹底治療，就會成為慢性咽炎。

慢性咽炎為咽部黏膜、黏膜下及淋巴組織的瀰漫性炎症，常為上呼吸道慢性炎症的一部分，為耳鼻喉科常見病。慢性咽炎的主要症狀是咽部乾燥而痛、咽部暗紅，多由陰虛津傷、虛火上升所致，治宜滋陰清熱，清利咽喉。

在飲食上應常吃綠豆飲或雪梨漿。綠豆飲以綠豆、青果、烏梅煮湯加蜜經常服用；雪梨漿以大碗盛清冷甘泉，將梨、馬蹄、白蘿蔔切片，浸入水中，經常服用。或以梨、馬蹄、白蘿蔔取汁服用。

# 第五章

## 冬季養生

# 1 | 冬季特徵及對人體影響

冬季是從立冬日開始，為公曆十一、十二、一月，共 3 個月。經過農曆二十四節氣的小雪、大雪、冬至、小寒、大寒，止於立春。

## 冬季為寒氣主令

寒為冬季之主氣，寒為陰邪，常傷人陽氣。中醫把能使人致病的寒冷氣候，稱之為寒邪，寒邪是以空氣溫度較低或氣溫驟降為特點的。即主要見於冬天，但其他季節並不是一點沒有。在平時，如汗出當風，淋雨涉水，多嗜生冷及從事某些特殊工種者（如冷藏工人等）亦常能感受寒邪而罹患寒病。

寒邪傷陽後，人體陽氣虛弱，體內生理機能受到抑制，就會產生一派寒象。

**惡寒**：即怕冷，這是由於寒邪外襲肌表後，體內陽氣之一的衛氣與外寒相搏，而見腠理閉塞，致使衛氣受到遏制而不得宣洩，就產生惡寒，在惡寒的同時，亦可見到發熱的症狀，這是衛氣鬱結的緣故。

**脘腹冷痛**：是這外來寒邪經體表侵襲後，直入腸胃所致，寒邪損傷了人體脾胃的陽氣，故胃脘部疼痛，同時還可出現嘔吐清水，下痢清穀，甚至四肢厥冷等症狀。

**脈象異常**：寒邪襲人所致脈象異常，主要是脈緊、脈遲、脈沉，原因是寒邪侵入經脈後，影響了脈內的氣血運行。寒邪留着人體後，還能見到人體肌肉、皮膚、筋脈拘攣之象。

**疼痛**：這是寒邪侵襲人體後最常見的症狀之一，若寒邪客於四肢，則形成痹症，西醫所說的風濕性關節炎即屬此類。《黃帝內經》裏在探討疼痛病的機理時，曾明確指出："血虛則痛"，但血虛形成的原因很多，重要的一點就是寒邪入侵血脈後，造成血流不暢，由於血流不暢，血液的供應發生障礙，故產生疼痛。

總之，寒邪傷人時所出現的症狀是很多的，這裏就不一一列舉了。此外，寒邪傷人在臨床症狀上還有一個特點，即排出物、分泌物往往澄澈清冷，如鼻流清涕、咳吐清痰、嘔吐清水、小便清長、下痢清穀等。倘若外感寒邪後鬱久不解，則這些分泌物將轉清為黃為赤，此已屬由寒化熱的象徵了。

現代醫學認為，在冬季氣候對人體健康的影響也是多方面的。對於老年人和危重病人來說，寒冷刺激更為明顯，可使皮膚毛細血管收縮、循環阻力增加，左心室負荷加重，血壓升高，易誘發或加重高血壓、心腦血管等。腹部受涼或吞嚥進冷空氣，易引起胃腸痙攣，寒冷使鼻黏膜分泌免疫球蛋白減少，易患鼻炎、感冒；耳、手指等遠離心臟部位，毛細血管收縮、血液供應不良，易發生凍瘡。寒冷還可使血液中纖維蛋白含量增加，血液黏稠度增高，血沉加快和血凝時間縮短，易形成血栓。

## 冬季易陽虛

何謂陽氣？陽氣就好像天上的太陽一樣，給大自然以光明和溫暖，如果失去了它，萬物便不得生存。人體若沒有陽氣，體內就失去了新陳代謝的活力，不能供給能量和熱量，這樣，生命就要停止。人身之陽氣盛衰，往往標誌着人體生理功能活躍的程度，但威脅人體陽氣的莫過於寒邪。一些年老體弱的人，在冬季往往容易感覺手足不溫、畏寒喜暖，這種情況，人們常稱之為“火力不足”，即中國醫學所說的“陽氣虛”。

## 冬季對人體情緒的影響

蕭瑟的冬天還會引起人的情緒變化，使人產生一些消極的情緒，對養生極為不利。如冬天極為寒冷的天氣，使人產生了一些依賴心理，對未來失去信心，缺乏安全感，全身的功能活動處於抑制狀態。由於與外界接觸活動相對減少，這時候還會使人產生挫折感，導致非常強的被拋棄感或自卑感，使人情感淡漠。而沒有了信仰、沒有了寄託後，又會使人覺得百無聊賴，加重這種情緒的激化。

## 冬季養生原則

**斂陰護陽**：冬天這個季節裏，天寒地凍、自然界的萬物都處於收藏狀態，這個季節養生，就必須適應季節變化特點，採取相應的養生方法進行養生。冬季養生的基本原則是要順應體內陽氣的潛藏，以斂陰護陽為根本，由於陽氣的閉藏，人體新陳代謝水平相應較低，因而要依靠生命的原動力"腎"來發揮作用，以保證生命活動適應自然界變化。

**溫腎防寒**：中國醫學認為，人體能量和熱量的總來源在於腎，就是人們常說的"火力"。"火力"旺，反映腎臟功能強，生命力也強；反之，生命力弱。冬季時節，腎臟功能正常，則可調節機體適應嚴冬的變化，否則，將會使新陳代謝失調而發病。那麼，怎樣才能保證腎氣旺，即火力旺呢？關鍵性的一點，是要防止冬季嚴寒氣候的侵襲。

# 冬季家居養生

## 冬季睡眠養生

《黃帝內經》說"冬三月……早臥晚起，必待日光。"意思是，人們在寒冷的冬天一定要早些睡、晚點起，起床的時間最好在太陽出來之後。為甚麼要這樣做呢？因為早睡可以保養人體陽氣，保持溫熱的身體，而遲起以養人體陰氣。待日出再起床，就能躲避嚴寒，求其溫暖。這樣可以有利於將陽氣潛藏，同時蓄積陰精。再者，在冬天，由於冷高壓的影響，冬天的早晨往往有氣溫逆增現象，上層的氣溫相對偏高，而地表溫度則相應較低，大氣對流活動停止，使一些有害的氣體停留呼吸帶，晚起床也有助於避開這些有害氣體對人的傷害。

睡眠時，被窩的溫度最好控制在 32-34 ℃，如果，睡前的溫度低於人體的體溫的話，人體接觸被子後，皮膚受到寒冷的刺激，會引起大腦興奮，不利於睡眠，要使人能夠臥床後迅速入睡，可先用電熱毯或熱水袋使被窩溫度提高到 32 ℃以上，但不要超過 35 ℃。

另外，被子也不宜過重，3 公斤重比較合適，太輕的話，隔熱效果不好，難以達到取暖效果，太重的話，會壓迫胸部，導致肺活量減少，容易做噩夢。此外，還應該控制被窩的濕度，人在睡眠中因汗液蒸發，被窩的濕度常常高於 60%，這會使皮膚受到刺激，影響睡眠的深度。

冬天睡眠不要將被子捂得太嚴，更不能蒙頭睡眠。因為蒙頭睡眠的話，除了會造成氧氣不足，呼吸困難、頭昏腦脹之外，還會使被窩內的濕度急劇提高，破壞被窩內的環境。人體睡眠最好的環境，應當是被窩有每秒 0.2 米的氣流。這種氣流既不會讓人有吹風感，也不會讓人受到風的過度侵襲。要保持這種環境，最好的方法是將被子裹成桶狀，被子與身體有一定的空間，並且在肩以下墊背和蓋被間留 1-2 處小小的縫隙。

對於睡眠的居室環境，要注意調節光線，光線應該調節相對較暗，另外還需要相對比較安靜。室溫最好控制在 20˚C 左右，室內的氣流控制在每秒 0.25 米之內，床鋪最好安放在距窗 50 厘米之外的地方。

冬季睡眠穿衣也有學問，有些人因為怕冷，晚上睡覺仍然穿着很厚的衣服，甚至穿毛衣睡覺，這些都是非常不對的。冬天睡覺正確的穿衣方法，應當是寬鬆肥大，這樣有利於肌肉的放鬆和心臟的排血，使人在睡眠時可達到充分的休息，有助於消除疲勞，提高睡眠質量，並能預防疾病，保護身體健康。睡眠時，因為皮膚能分泌和散發出一些化學物質，若和衣而睡，無疑會妨礙皮膚的正常呼吸和汗液蒸發，而且衣服對肌肉的壓迫還會影響血液循環。加上和衣而睡時，貼身的內衣內褲，還會將細菌和體味帶到被窩中。但是，冬天也不宜進行裸睡。因為穿衣過少甚至裸睡的話，會容易使人着涼，患感冒。

## 冬季哪些人忌用電熱毯

**生活不能夠自理的病人忌使用電熱毯**：這是因為，長期臥床的病人排出的尿液、汗液浸透電熱芯後，容易發生短路漏電事故，而他們又不能自行處理。萬一發生漏電事故，就可能觸電身亡。

**幼兒忌使用電熱毯**：幼兒正處在長身體時期，按體重比例，他們需要更多的水分。年齡越小，所需水分越多。在冬季如果使用電熱毯，水分蒸發快，會使幼兒的不顯性失水量增大，從而導致咽喉黏膜乾燥出現聲嘶、煩躁不安等脱水症狀，大大地減弱了上呼吸道的抗病能力。若小兒因熱燥出汗而蹬被子，會着涼而患感冒或腹瀉。

**孕婦忌使用電熱毯**：電熱毯通電以後，往往會產生電磁場，而這種磁場會影響胎兒的發育，使流產率增高，也有可能使出生後的嬰兒智能低下。

**育齡男子忌使用電熱毯**：電熱毯在使用的過程中往往會產生高溫，而這種高溫會影響育齡男子睾丸產生精子的能力。

**皮炎患者忌使用電熱毯**：使用電熱毯會使人體皮膚水分的蒸發增快，皮膚變得更為乾燥，從而加重患者的病情。

**出血性疾病患者忌使用電熱毯**：如燒傷、燙傷等患者，使用電熱毯後容易加速體內血液循環，導致出血加劇。

**呼吸道疾病患者忌使用電熱毯**：如哮喘、感冒等呼吸道疾病患者使用電熱毯後，會引起咽乾喉痛、聲音嘶啞，甚至會引起咯血等更為嚴重的後果。

## 冬季居室衛生

**保持室溫恆定**：若室溫低則易傷元陽，室溫過高，室內外溫差大，就很容易外感。冬天，外界寒冷，室內外溫差較大，室內一般保持 16-20 ℃較適合，以 18 ℃為最理想。若大大超過這個溫度會使人感到悶熱或乾熱而心煩，令人頭昏腦脹，委靡不振。時間長了，還會引起口乾舌燥，眼睛乾澀，久而久之，會打破人體的生理平衡，引起生理變化，造成疾病產生。尤其是北方冬天用火爐燒煤取暖的房間，溫度過高時，特別容易引起外感風寒。

若室內溫度過低，會使人體散熱過快，大大消耗人體的熱能，常常令人感到寒冷，縮手縮腳，身體虛弱者會引起寒顫，胃腸虛弱者，會引起腹脹、胃腸痛，甚至引起關節炎病等。

**室內濕度適度**：一般來説，冬季降水量少，風多風大，氣溫較為乾燥，室內的濕度也相應較低，特別是取暖器的使用，會使室內空氣更加乾燥，容易導致皮膚粗糙，甚至開裂。而且空氣過於乾燥，也會導致呼吸道黏膜脫水，黏液分泌減少，纖毛運動減弱，以至於呼吸道的清除能力減弱，不能及時地排除呼吸道內的塵埃和細菌，從而誘發各種呼吸系統疾病。因此，在家中要經常噴曬一定的水，或者用加濕器調節室內的濕度。

**清除室內過敏源**：尤其是塵蟎和黴菌，塵蟎主要以人和動物身上脫落的皮屑為食，並喜歡被褥、睡椅和地毯。當塵蟎生長時，會脫掉自己的外殼，這些脫落的外殼和牠們排出的糞便會導致人們產生過敏反應。因此，在冬天，必須注意經常清洗晾曬窗簾、床單、被罩和枕套；經常換洗內衣，並用烘乾機烘乾。黴菌主要生長在潮濕的環境中，漏水的浴缸、洗滌槽和洗衣機內桶等都是黴菌生長的適宜場所。因此，應保持衛生間的乾燥，及時修理漏洞，室內最好使用除濕器。

**冬季勤開窗**：寒凝大地，冷氣襲人，有些人為了防寒保暖，不注意打開門窗，致使室內長期得不到更新換氣。有些家庭為了節煤，甚至把煤爐也搬進了臥室，一邊取暖，一邊做飯、炒菜，這種做法很不好。冬季要注意多開窗戶，室內空氣容量大、流動也較快，同時還由於紫外線的照射消毒和花卉樹木的淨化作用，相對空氣比較清新，而室內，由於為了抵禦寒流，經常將暖氣密封在內，空氣流動性差，人群在室內活動，吐故納新，加上汗液的蒸發及各種油煙，使得室內的空氣渾濁，質量也較差。處於這樣的空氣中生活，時間長了，就會出現頭暈、乏力、胸悶、煩躁等現象。

另外冬季有許多疾病是通過空氣傳播的，如流感、流腦等疾病的病原體，大都寄生於人的鼻咽部和呼吸道黏膜上，當人們咳嗽、噴嚏、說笑時，病毒、病菌則隨飛沫到空氣中，健康人頻頻吸入帶毒、帶菌的空氣後，很容易感染疾病。所以，從衛生角度來說，冷天還是應該定時開窗換氣，使室內保持一定量的新鮮空氣，拉開窗簾，接受日光照射，換換室內外的空氣。

冬季常開窗，是解決空氣污染淨化環境的一種最有效最簡單的方法。開窗通風並不需要很長時間。如面積 80 平方米的居室，開窗時間一般有 30 分鐘就夠了。門窗不要對開，避免對流風，風口不直接朝向人坐臥的地方。睡覺宜開一扇窗戶，但窗戶不要直接對床，或窗口遮一塊窗簾，避免直流風。由於玻璃能吸收日光中的紫外線，打開窗戶，日光直接照到室內，紫外線也能充分起到消毒、殺菌的作用。這樣，既無傷風受寒之慮，又能使室內被污染的空氣及時排出，室外新鮮空氣也會源源不斷地進來了。

**勤曬衣被**：冬季跟其他各個季節一樣，被褥中由於人體分泌的汗液、油脂等而變得潮濕，再加上冬季裏面室內空氣流動性差，各種病菌很容易在被褥中滋生。將被褥拿到外面空曠有太陽的地方曬曬，不但可以乾燥被褥，使被褥更加暖和，也能夠去除病菌，有利於人體健康。

**夜間不要憋尿**：冬天夜長，有些人就寢後因怕冷而長時間憋尿。而憋尿對身體有害。尿液中含有尿素、尿酸及各種有毒代謝物質。尿液在體內積存時間過長，這些有毒物質對機體就可能產生有害影響，並可能引起膀胱炎和尿道炎。經常憋尿，還可能導致尿痛、尿血和漏尿現象的出現。尤其是女性，其尿道短而寬，尿道括約肌功能較弱。此外，膀胱與輸尿管交界部位"活瓣"作用也弱，憋尿會使膀胱內尿液聚升而返流至腎臟，導致人體出現一系列不適症狀，如畏寒、發熱、尿急、尿痛、腰部疼痛，倦怠乏力等等。

**冬季電冰箱不宜停用**：一些人認為冬季氣溫低，食物不必存放在冰箱裏，可實際上，一天中，早晚和中午的溫差較大，放在外面的食物容易失去水分而變得乾燥，所以保鮮程度差，但若把食物放在冰箱裏就不存在這個問題了。所以為了身體健康，還是不停用電冰箱為好。

## 冬季洗澡注意事項

**忌水溫太高**：冬季洗澡，一般水溫在 35-40 ℃ 就可以了。水溫過高，會使人暈倒，熱水能使體表血管擴張，加快血液循環，促進代謝產物的排出，去脂作用也比冷水強。同時，熱水還對大腦有抑制作用。所以，冬季洗澡水溫忌太高。

**忌時間過長**：冬季洗澡時間忌過長，一般在 20-30 分鐘內洗完即可。因為，溫、熱水浴能使血液大量集中於體表，時間過長容易使人產生疲勞，還會影響內臟的血液供應，久熱可使人虛脫。

**忌飽食或空腹洗澡**：飯後立即洗澡會妨礙食物的消化和吸收，時間長了，可引起胃腸道疾病；空腹洗澡則易發生低血糖，會使人感到疲勞、頭暈、心慌甚至虛脫。所以，冬季飽食或空腹忌洗澡。

**忌打肥皂過多**：冬季洗澡，每洗一次澡打肥皂忌過多，打一遍肥皂即可。如果打肥皂過多，反而會刺激皮膚，產生瘙癢。

**患重症者忌入池**：冬季入池洗澡，並非人人皆宜。嚴重心臟病、高血壓等重症患者，忌入池洗澡，以防病情突變。患有皮膚病、外傷及經期婦女，更不應在公共浴池洗浴。

**忌用冷水洗腳**：冬季天寒地凍，滴水成冰。人們出門在外，如果不注意保護手腳，則非常容易發生凍傷。所以，從保健的角度講，冬季忌用冷水洗腳。在冬季生活中，如果每天晚上臨睡前，堅持用熱水洗洗腳，有利於促進身體健康。因為，用熱水洗腳能促進血液循環，保持皮膚柔軟，防止凍傷和皮膚裂口。而且用熱水洗腳還可以給大腦以良好的刺激和清新感覺，具有促進入睡和消除疲勞的功效。所以，冬天忌偷懶不洗腳或用冷水洗腳，否則會影響身體健康。

**冬季洗澡宜防暈**：冬季，在溫度較高的浴室內洗澡，長時間在熱水盆中浸泡，可能突然出現頭昏、眼花、噁心、嘔吐、大汗不止等症狀，嚴重者會暈倒在盆內，尤其是年老體弱者更容易發生這種"浴暈"現象。為安全起見，老年人冬季洗澡，應注意以下幾點：

第一，一旦發生"浴暈"，應盡快走出浴盆，如自己已不能行走，周圍人可將患者扶出或抬出洗澡間，平臥於空氣新鮮處，身體要注意保暖，以防感冒。

第二，及時地給患者喝些熱糖水或熱生薑湯，一般情況下，患者在短時間內可以恢復正常。

第三，經上述處理，患者未見情況好轉，且出現頻繁嘔吐、神志不清或胸前區憋悶及疼痛等症狀時，周圍人應盡快將患者送醫院診治。

第四，冬天洗澡（尤其是盆浴）水溫不可過高，控制在 32-35℃為好。不宜長時間在熱水中泡澡，浴室也不要完全密閉。

第五，患有高血壓、冠心病、肺心病等疾病的人，最好淋浴。另外，入浴時應帶上硝酸甘油之類的急救藥，以利於及時救治。

第六，年老體弱者不要單獨去公共澡堂洗浴，在家中洗澡時，親屬應不時呼喚以求回應，可以防止發生意外，並能及時處理。

第七，在家庭浴室中為老年人安裝特製的扶杆和把手，盆中也可放一防滑膠墊，以防跌倒。

## 冬季服飾要求

冬季氣候寒冷，衣着應以溫暖舒適、利於氣血通暢為原則，因為適體的衣服有如養生之妙藥。

**冬季戴帽有講究**：寒冬，人們穿上了厚厚的服裝，熱量就主要從頭、手等暴露部位散失；據醫學科研人員測試，處於靜止狀態下不戴帽的人，從其頭部散失的熱量是很多的。在環境氣溫為 15℃時，從頭部散失的熱量佔人體總熱量的 30％，4℃時佔 60％，-15℃時佔

75％。由此可見，頭部的保暖與人體的熱平衡有着十分密切的關係。正如俗話所説："冬季戴棉帽，如同穿棉襖"。

冬季戴帽應特別注重帽子能護住耳朵，兒童宜選購尖角畚箕帽、平頂流蘇童帽、大臘帽（抹虎帽）等；成人宜選用針織毛線帽，如風雪帽、圍衣帽或蓓蕾帽、博士帽等。若天氣太冷可選購棉絨帽、羅宋帽（壺套式）、長毛絨遮耳帽，或美式圓沿、土耳其式羊絨帽；至於在高寒酷冷的地區，皮帽就成了人們外出的親密伴侶，若能帶上一頂貂、旱獺、狐、羊剪絨軟皮帽，就會使您自覺頭身皆暖，精神愉悦。

**寒風凜冽選圍巾**：在寒冷的冬季，不論是年過花甲的老人還是兒童、年輕的小伙子還是漂亮的姑娘，出門圍上一條圍巾，既有防風禦寒之效，又能給他們增添一種美的風采。的確，在寒冷的冬季裏，出行於戶外的話，戴一條圍巾有很多的好處。單純從身體健康程度來説，圍巾可防止胸口、頸等部位暴露在寒冷之中，可有效預防感冒、頸肩部的疾患，對於高血壓、心血管疾患也多有益處。但戴圍巾也要注意方法，正確的使用應當是圍在脖子周圍，防護人的頸、前胸等，而不應該將圍巾連脖子帶嘴和鼻子一起捂住，看似保暖，實則對健康不利。因為圍巾大都以羊毛、兔毛、混紡毛線織成，纖維極易脫落，又因容易吸附灰塵、病菌和不常洗滌，所以，在圍巾接觸人的口鼻時，脫落的纖維、灰塵、病菌很容易隨呼吸進入體內，使人易患呼吸道疾病。

切忌"只要風度、不要溫度"：比較合適的穿法是，保持衣服的裏層和皮膚間的溫度在 32-33℃，要在皮膚周圍創造一個良好的小氣候區，緩衝外界寒冷氣候的侵襲，保持人體體溫相對恆定。根據這一條原則，年輕人，活力四射，自身的調節能力也很強，皮膚表面可以較大程度地防止體表熱量的散失，因此，穿衣服的話，可以相對薄一些。嬰幼兒，由於身體相對稚嫩，體溫的調節能力相對較低，因此要注意保暖。但對嬰幼兒也要注意防止捂得太熱，因為嬰幼兒本身的代謝很旺盛，穿得過厚的話，容易出汗，相反會影響健康。老年人生理功能減退，代謝水平也較低，對外界環境的適應能力也差，活動度和抗寒能力減弱，因此，對於老年人則應該以防寒保暖為主，並且力求寬鬆、輕便，切忌緊裹身體。

對於外衣而言，可以選擇羊毛和羽絨等織品，服裝的衣領、袖口宜用封閉型結構，這樣可以增強保暖性，內衣則要選用吸濕性能好、透氣性強、輕盈柔軟的純棉織物為宜。化纖類織品易引起皮膚刺激反應，如瘙癢等，因此不宜於用來做內衣。對於有氣管炎、哮喘、胃潰瘍的病人，則最好增加一件背心；患關節炎、風濕病的人，製作冬衣時，在貼近肩胛、膝蓋等關節部位要用棉層或皮毛加厚，或者單獨製作棉墊或皮毛墊。

"寒從腳起"話選鞋：俗話說："寒從腳起"，腳離心臟最遠，血液供應少且慢，再加上腳的表皮下脂肪層較薄，保溫性較差，因此，腳的皮溫最低，趾尖溫度有時只有 25℃。足部受寒邪，勢必影響內臟，可引致胃脘痛、腹瀉、行經腹痛、月經不調、陽痿、腰腿痛等病症。尤其是腳還與上呼吸道黏膜之間的神經有着密切的聯繫，一旦腳部受涼，會引起黏膜的毛細血管收縮，造成血流量減少，抗病能力下降，從而引致上呼吸道感染。由上可知，人們必須重視在寒冬對腳的保健，具體措施是：

冬季鞋襪的尺寸要稍大些，腳與鞋之間應有空隙，也就是利用空氣的隔熱作用，增強保暖性。冬季在選擇穿鞋的時候，也要注意穿着合適大小的鞋，以使鞋具有較好的保暖功用。對於好生凍瘡的人，應及早穿棉鞋，足部經常出汗者，宜選用透氣性好的棉鞋和棉線襪，襪子和棉墊汗濕後，要及早烤乾，棉鞋也應常烘曬。另外，冬季的鞋底要適當增厚，因為鞋底厚才可以增強鞋的防寒能力，長期在冰天雪地裏工作，則應穿帶毛的高筒皮靴。但值得注意的是，長期穿高筒皮靴，可能會導致鞋腰過緊或鞋跟過高等使足部血管、神經受到擠壓，造成足部、踝部和小腿處的部分組織血液循環不良。而且，高筒皮靴透氣性差，行走後足部散發的水分無法及時消散，會給厭氧菌、黴菌等提供良好的生長和繁殖環境，從而易患足癬或造成足癬感染。對於未成年少女最好不要穿皮靴，若一定要穿的話，在回家後應及時換上便鞋，保持足部血液循環暢通。

冬季忌穿緊鞋。冬季氣候寒冷，有些人喜歡把鞋子穿得緊緊的，以為這樣更暖和。其實，這種穿鞋方法是不科學的。鞋子如果穿得過緊，襪子和鞋內的棉絮、絨毛等彈性纖維受到擠壓，鞋襪中靜止空氣的儲量成倍下降，相反會導致保溫作用降低。鞋子穿得太緊，足部皮膚血管受到擠壓，影響血液循環，從而降低足部抗寒能力，容易生凍瘡。

**冬季手套的選擇**：不同的人應該有不同的選擇。老年人應選毛皮、棉絨、絨線等較好，小孩則應選柔軟的棉絨、絨線或者彈性尼龍製品。多汗者，手套要選用棉織製品，可以起到吸水作用，手足皸裂者，最好戴雙層手套，裏層手套最好用薄織品，以便於經常洗滌。騎自行車時，不宜選用人造革，尼龍或者過厚的材料製作的手套。因為人造革易發硬，易滑手；材料過厚使手指活動不便，也不利於行車安全。

# 3 | 冬季運動養生

## 冬季運動講科學

　　冬季堅持體育鍛鍊，非常有益於身體健康。人和許多動物一樣，對周圍環境都有一種適應力。要適應冷，提高抗寒力，首要條件是接觸寒冷，而體育運動是接觸寒冷的最好方式。事實證明，冬季到戶外參加體育運動，身體受到寒冷的刺激，肌肉、血管不停地收縮，能夠促使心臟跳動加快，呼吸加深，體內新陳代謝加強，身體產生的熱量增加。同時，由於大腦皮質興奮性增強，使體溫調節中樞的能力明顯提高，有利於靈敏、準確地調節體溫。這樣，人的抗寒能力就可明顯增強。參加冬季鍛鍊與不參加冬季鍛鍊的人的抗寒能力，有時相差 10 倍以上。

　　此外，由於不斷受到冷空氣的刺激，人體造血功能也發生變化，血液中的紅細胞、白細胞、血紅蛋白及抵抗疾病的抗體增多，從而大大提高人體對疾病的抵抗力，有助於預防感冒、氣管炎、貧血和肺炎等疾病。

　　冬季運動，儘管好處很多，但應注意講方法。

　　**首先應做好準備活動：**冬季人從室內到室外，溫度驟然降低，會使皮膚和肌肉立即收縮、關節和韌帶僵硬，體內的代謝放緩。在這種情況下，若立即開始鍛鍊，有可能造成肌肉拉傷或關節損傷，而且由於心跳驟然加快，還可能引起噁心、嘔吐等不適症狀。因此，應做好準備活動，比如甩手、伸臂、踢腿、轉體、擴胸等，以提高肌肉與韌帶的伸展性和關節的靈活性，使體內器官，尤其是心臟進入適應運動的狀態，提高神經中樞的興奮性，使血液循環和物質代謝得到改善，準備活動要做到渾身發熱，這樣開始活動，便會覺得四肢有力，精神飽滿，寒冷也不足懼了。

**冬季鍛鍊宜先飲水**：人在睡覺時皮膚和呼吸器官要散發一部分水分，加之尿液的形成，使機體相對缺水，以致血液濃縮，血流緩慢，體內代謝廢物堆積。清晨鍛鍊前如不飲水，雖運動能加速血液循環和有利於代謝廢物排洩，但因運動導致呼吸節奏加快，皮膚毛孔擴張，使機體缺水狀況加劇，從而擾亂了機體正常的水平衡。所以，在清晨鍛鍊前宜先飲水，運動量大的人，還應該在水中添適量的鹽和白糖。

**注意不可用嘴呼吸**：因為鼻腔呼吸可以對空氣進行加溫，並且能夠擋住灰塵和細菌，對呼吸道可以起到保護作用，在運動過程中，由於耗氧量不斷增加，鼻呼吸難以滿足人的需要，在不得已要用嘴進行呼吸時候，最好用舌頭抵住上齶，這樣可以讓空氣從牙縫中出入，減輕冷空氣對人體的直接刺激。

**注意心境平和**：冬季是一年中的閉藏季節，人體的新陳代謝相對緩慢，陰精陽氣均處於藏伏之中，體內物質代謝偏向於合成生產，機體功能往往表現出一種"內動外靜"狀態。不管採取哪種鍛鍊方式，肢體運動幅度有多大，在鍛鍊時一定要注意精神內守，保持情緒穩定，心境清寧，以保養體內元氣和臟腑的安和。只有做到心靜和深冬的有機結合，才能保養人體的真元。

**時間最好選擇在日出後**：宜早睡晚起，鍛鍊時間最好在日出後。如早上 8 點前和晚上 5 點後，因為這個時候，污濁空氣都處於地表，不容易散去，而且冬季的植物減少，空氣潔淨度比任何一個季節都差，因此，這個時候鍛鍊，不但不利於身體健康，還會對身體有害處。最好的鍛鍊時間是在日出後。

**注意保暖防凍**：衣着既要保暖防凍，又要考慮到舒服，有利於鍛鍊活動。晨起室外氣溫低，宜多穿衣，待做些準備活動，身體暖和後，脫掉厚重的衣褲再進行鍛鍊；鍛鍊後要及時加穿衣服，注意保溫，尤其是冬泳後，宜用柔軟、乾燥的浴巾迅速擦乾全身，擦紅皮膚，穿衣保暖，避免寒邪入侵。在鍛鍊結束時，如果身上出了汗，要擦乾汗水，換上乾軟的內衣。要是用身子把汗捂乾，就會覺得全身冰冷，容易感冒。

**避免在大風、大寒、大雪、霧露中鍛鍊**：這一點對於老年人、體質較弱的人尤其重要。此外，在冬天的早晨，由於冷高壓的影響，往往會發生逆溫現象，即上層氣溫高，而地表氣溫低，大氣停止上下對流活動，工廠、家庭爐灶等排出的廢氣，不能向大氣層擴散，使得戶外空氣相當污濁，能見度大大降低。在上述情況下，在室外進行鍛鍊不如在室內為佳。居住面積較大的人家，晨練可在家中進行，有條件的可購置一些簡易運動器械，如步行器、跑步機等；經濟條件欠佳的人家，可因陋就簡，自製一些鍛鍊用具，如製一副啞鈴或拉力器。居住面積小的人家，晨練可到附近的健身房或公共場所，如公園、文體活動室進行。

　　**運動防過度**：對中老年來説的話，千萬不可使自己運動過度，要注意不可太過劇烈，適當的鍛鍊可以達到強健身體的作用，但是如果運動太過，則會導致人大汗淋淋，使人消耗過度，這樣不僅會讓人更易受到風寒的影響，也會使人消耗"陽氣"，不利於保健。

　　最好的方法是進行有氧運動。有氧運動的標準可用以下方法進行量化，健康人的鍛鍊心率數等於 180 減去年齡。運動強度應當是循序漸進，切忌盲目提高運動強度和運動時間，根據自身的情況可以選擇步行、慢跑、太極拳等運動方式。

　　冬季最好不要做一些倒立運動，後仰運動，也不宜做翻跟頭、劈腿、屏氣、反覆下蹲、快跑等運動。做完一些劇烈運動後，要注意緩慢降低運動強度，如長跑後應當進行適當的漫步。

## 冬季適宜進行的運動

　　**跳繩**：可以增強心血管、呼吸和神經系統的功能，還具有預防關節炎、肥胖症、骨質疏鬆症等疾病的作用，同時跳繩還具有放鬆心情的作用，能夠對心理健康有所幫助。

步行：健身鍛鍊不需要任何體育設施，可以在公園或者庭院進行，還可以與思維活動結合起來，促發人的靈感。步行，還能加快體內新陳代謝、消耗多餘的脂肪、血壓和血糖，降低血液黏稠度、提高心肌，刺激足部穴位，增強和激發內臟的功能。同時，輕鬆而愉快的步行，還能給人以悠然自得、無拘無束的感覺，有助於緩和神經系統和情緒的緊張，還具有一定的安神定志作用。

冬泳：主要在於增強心血管系統功能，促進血液循環，加速膽固醇分解，降低膽固醇在血管壁上的沉積，增強血管壁彈性，可有效防止動脈硬化、高血壓及心腦血管疾病。冬泳的時候，可有更多的氧氣被輸送到大腦，有利於緩解大腦疲勞，增強神經系統的功能，使人精力充沛、頭腦靈活、思維敏捷，並可提高耐寒能力。冬泳還可以使人皮膚保持紅潤、富有光澤和彈性，也不容易患凍瘡；而且冷水浴對皮膚和肌肉還具有按摩作用，能預防脂肪在皮下堆積。

冬泳宜選擇在午飯後 1 小時進行，這時氣溫略高，濕度低，冬泳中的體溫散失會慢一些，能堅持較長的鍛鍊時間。

## 冬季老年人運動六忌

忌過早起來鍛鍊：冬季的早晨，室外是一天溫度最低的時候，如果老年人需要外出鍛鍊，最好選擇日出以後，到室外散步或進行其他鍛鍊，對身體健康有益。

**忌日曬過長**：冬季，老年人喜歡到室外曬太陽。但是，值得注意的是，如果日曬時間過長，容易損傷皮膚，破壞人體的自然屏障。上午 10 時以後，下午 5 時以前，為老年人日曬的最佳時間，以曬背部為好。

**忌洗浴過勤**：冬季，老年人 5-6 天洗一次澡為宜，且洗澡水不宜太燙，洗浴後最好喝一杯熱開水。

**忌劇烈運動**：冬季，老年人進行鍛鍊，忌做劇烈運動。需選擇適合自己鍛鍊的項目，如慢跑、騎自行車、打太極拳、做氣功等。

**忌取暖失度**：冬季，老年人取暖的方法，應以室內保持 20 ℃左右為宜。取暖時最好離煤爐、火盆遠些，暖壺、熱水袋也應用毛巾或布包好，局部取暖不能超過 10 分鐘。

**忌"小疾"不治**：冬季氣候寒冷，老年人容易患感冒、咳嗽、頭痛、心慌等疾病，患病後需及時治療。

## 冬季要"神藏於內"

冬令內應於腎，主封藏，故冬季養神，應固密心志，注意神情安靜，做到含而不露，不要使情志過激、過怒、過悲，以免煩擾自身潛伏的陽氣。冬主藏，人們在冬季要保持精神安靜，要想辦法控制自己的精神活動，最好能做到含而不露，好像把個人的隱私秘而不宣，又如得到渴望之珍品那樣滿足。換句話說，在冬季人們要把神藏於內，不要暴露於外，這正和夏日裏調養精神的方法——"使華英成秀"截然相反。

　　首先要加強道德修養，少私寡慾。從生理上來講，道德高尚、光明磊落、性格豁達、心理寧靜，有利於神志安定，氣血調和，人體生理功能正常而有規律地進行，精神飽滿，形體健壯，這說明養德可以養氣、養神。少私，是指減少私心雜念；寡慾，是降低對名利和物質的嗜慾。如若不然，私心太重，嗜慾不止，慾望太高太多，達不到目的，就會產生憂鬱、幻想、失望、悲傷、苦悶等不良情緒，從而擾亂清靜之神，使心神處於無休止的混亂之中，導致人體氣機紊亂而發病。

　　其次要能調攝不良情緒。人生活在世界上，總會遇到不順心的事，使你不高興的事，甚至是悲歡、憤怒、那麼應該怎麼辦呢？這就要學會節制，調攝情緒，遇事節怒，寵辱不驚，都是節制法在調攝情緒中的運用。此外，亦可採取疏洩法：就是把積聚、抑鬱在心中的不良情緒，通過適當的方式宣洩、發洩出去，以盡快恢復心理平衡。

## 冬季宜練養腎功

　　隆冬時節，天寒地凍，草木凋零，冰凍蟲伏，動物進入了冬眠期，人們的室外活動量也大大減少。中醫認為，人體內的陽氣發源於腎。因為，腎是主管生殖功能的，新一代生命的產生是腎的生理功能活動的結果，腎是生命活力的原動力。同時，腎又是儲藏營養精華的臟器，所謂"腎藏精"，就是說腎是機體營養的供給者。

從這個意義上講，腎是生命的根本。一個人身體是否健壯，與腎的生理功能強弱有很大關係。所以，在身體鍛鍊方面，宜多做一些有助於養腎的功法。

**屈肘上舉**：端坐，兩腿自然分開，與肩同寬，雙手屈肘側舉，手指伸直向上，與兩耳平。然後，雙手上舉，以兩脅部感覺有所牽動為度，隨即復原。這一動作可連續做 3-5 次為 1 遍，每日可酌情做 3-5 遍。

在做動作之前，全身要放鬆，調勻呼吸。雙手上舉時吸氣，復原時呼氣。上舉時用力不宜過大、過猛。這種動作可以活動筋骨，暢達經脈。同時，由於雙手上舉與吸氣同時進行會增大吸氣的力量，有助於進行腹式呼吸，使氣歸於丹田。這對老年氣短、呼吸困難者有緩解作用，於增強腎氣十分有益。

**拋空**：端坐，左臂自然屈肘，放於腿上，右臂屈肘，手掌向上，做拋物動作 3-15 次。然後，右臂放於腿上，左手做拋空動作，與右手動作相同。如此為 1 遍，每日可做 3-5 遍。

在做拋物動作時，手向上空拋，動作可略快。但要與呼吸配合，手上拋時吸氣，復原時呼氣。這種動作的作用與第一種動作相同，都有助於增強腎氣。

**盪腿**：端坐，兩腳自然下垂，先緩緩左右轉動身體 3-5 次，然後兩腳懸空，前後擺動 10 多次，可根據個人體力情況，酌情增減次數。

在做這一動作時，全身要放鬆，動作要自然、和緩。特別是擺動兩腿時，不可僵硬，要自由擺動。轉動身體時，軀幹要保持正直，不宜前後俯仰。這種動作可以活動腰、膝，具有益腎強腰的功效。中醫認為“腰為腎之府”“腎主腰膝”，經常練這種動作，不僅腰、膝部得到鍛鍊，於腎也十分有益。

**摩腰**：端坐，寬衣，將腰帶鬆開，雙手相搓，以略覺發熱為度。然後，將雙手置於腰間，上下搓摩腰部，直到腰部感覺發熱為止。

從經絡走行來看，腰部有督脈的命門穴，以及足太陽膀胱經的腎腧、氣海腧、大腸腧等穴位。搓摩腰部，實際上是對上述經穴的一種自我按摩。這些穴位大多與腎臟有關，待搓至發熱時，則可疏通經絡、行氣活血，具有溫腎壯腰、調理氣血的作用。

上述四種功法都是圍繞着益氣、固腎、強腰等內容而進行的身體鍛鍊，經常練習，特別是在冬季練習，會有補腎、固精、益氣、壯腰膝、通經絡的作用。對腎及膀胱的疾患，如腰酸、膝部酸軟無力、陽痿、遺精、帶下、頭暈等病症，都有治療、調養及康復的作用。

# 4 | 冬季飲食養生

## 冬季食養 "三宜"、"三多"、"三補充"

冬天是各種疾病的高發季節，特別是老年慢性疾病的急性發作如冠心病、高血壓、哮喘、腦血管疾病，也是流感的高發時節。治病不如防病，在冬季，增強體格和養生保健顯得尤為重要。為此，冬季的飲食應該適應天氣變化，進食相應的營養素來進行合理調節。一般來說，冬季飲食若注意了"三宜""三多""三補充"，就可以有效增強體質，抵禦寒冷。

三宜：三宜是指熱粥、溫品、堅果。

（ⅰ）熱粥。古代養生家多提倡深冬晨起喝些熱粥。冬日宜食養心除煩的麥片粥、消食化痰的蘿蔔粥、補肺益胃的山藥粥、養陰固精的核桃粥、健脾養胃的茯苓粥、益氣養陰的大棗粥、調中開胃的玉米粥、滋補肝腎的紅薯粥等。

（ⅱ）溫品。如宜吃棗、蛋、山藥、糯米、桂圓肉等。冬季每日晚餐喝一小杯酒，對中、老年人養陰大有裨益。建議：選用紅葡萄酒或生鮮啤酒。

（ⅲ）堅果。冬日多吃點核桃、板栗、松仁以及花生、葵花子、芝麻、黑豆、黑米等。須注意身體肥胖者對堅果類食物，要少量攝入。

三多：三多是指多溫熱食品、多產熱食物、多禦寒食物。

（ⅰ）多溫熱食品。為使人體適應外界寒冷環境，應以溫熱飯菜用餐並趁溫熱而食，以攝入更多的能量禦寒。在餐桌上不妨多安排些溫熱菜湯，這樣既可增進食慾，又可消除寒冷感。

（ⅱ）多產熱食物。產熱營養素主要指蛋白質、脂肪、碳水化合物等，因而要多吃富含這三大營養素的食物，尤其是要相對增加脂肪的攝入量，如在炒菜時可多放些烹調油等。

（ⅲ）多禦寒食物。有些食物具有禦寒功效，主要作用是溫養全身組織、增強體質、促進新陳代謝、提高防寒能力、維持機體組織功能活動、抗拒外邪、減少疾病的發生。溫熱禦寒並具補益的食物有海參、胡桃、糯米等。

三補充：三補充是指蛋氨酸、維他命、微量元素。

（ⅰ）蛋氨酸。在冬季應多攝取含蛋氨酸較多的食物，如芝麻、葵花子、乳製品、酵母、葉類蔬菜等。

（ⅱ）維他命。增加攝入維他命 A，以增強人體的耐寒能力。增加對維他命 C 的攝入量，以提高人體對寒冷的適應能力，並對血管具有良好的保護作用。維他命 A 主要來自動物肝臟、胡蘿蔔、深綠色蔬菜等食物，維他命 C 主要來自新鮮水果和蔬菜等食物。

（ⅲ）微量元素。人怕冷與機體攝入礦物質量也有一定關係，補充鈣可提高機體的禦寒能力，含鈣豐富的食物有牛奶、豆製品、海帶等；含碘食物可以促進人體甲狀腺激素分泌，甲狀腺激素具有生熱效應，它能加速體內絕大多數組織細胞的氧化過程，增加產熱，使基礎代謝率增高，皮膚血液循環加強，抵禦寒冷，含碘食物有海帶、紫菜、海鹽、髮菜、海蜇、大白菜、菠菜、玉米等；人體血液中缺鐵也容易怕冷，怕冷的婦女可有意識地增加含鐵量高的食物攝入，如蛋黃等。

## 冬季宜合理食用蔬菜

在冰天雪地、寒風凜冽的隆冬時節，人體需要更多的熱能來維持體溫。蔬菜是人體維他命的重要來源。但是，冬季蔬菜缺乏，綠葉菜更少，大白菜和蘿蔔成了家庭餐桌上的"主角"。經過長期儲存的大白菜和蘿蔔，其維他命有所降低，滿足不了人體的生理需要。為彌補維他命的不足，冬季蔬菜的合理食用顯得非常重要。

**合理搭配選用**：冬季，除了大白菜和蘿蔔外，可選食胡蘿蔔、雪裏蕻、芹菜及青菜等。在這裏要特別提到的是馬鈴薯。不起眼的馬鈴薯也含有相當豐富的維他命和無機鹽，每天若食用 300 克馬鈴薯，即可供給人體一天需要量 10 倍以上的維他命 C 和 3-4 倍的維他命 B1。馬鈴薯還含大量的維他命 E、葉酸和鐵、鋅、銅、鉀，營養相當全面。豆類本不含維他命 C，但經發芽成豆芽菜後，就會發生奇蹟般的變化。如黃豆發芽後，維他命 C、胡蘿蔔素可增加 2 倍多，維他命 B2 增加 2-4

倍。在綠葉菜不足的冬季，用各種豆芽菜來彌補維他命 C 的不足，是最方便經濟的辦法。

**合理加工烹調**：冬季，為了保存蔬菜中的維他命，蔬菜要先洗後切，切後即炒。浸泡時間越長，維他命的損失越多。烹調蔬菜要用急火快炒。敞開鍋炒菜，維他命 C 同空氣接觸後也容易被破壞，因此宜加鍋蓋。做菜湯時，水沸再放菜，可減少維他命 C 的損失。另外，蔬菜要現炒現吃，回鍋加熱會損失更多的維他命。

**科學儲存**：冬季，保存蔬菜要掌握適當溫度，受冷會凍壞，受熱易萎縮，均會影響維他命的含量。一般蔬菜存放在室溫 20℃以上環境中，比在 6-8℃環境中維他命 C 的分解速度要快 2-4 倍，菠菜在室溫 16-25℃時，3 天後維他命 C 及 B 族維他命損失 85% 以上；胡蘿蔔素損失 25% 左右，在 0-3℃條件下則損失甚微。所以，蔬菜應儲存在陰涼通風、溫度較低的地方。

## 冬季食忌

**忌吃寒性食物**：冬季氣候寒冷，人體陽氣內藏，脾胃功能相對虛弱，在飲食方面，如果再吃寒性食物，必然會損傷脾胃陽氣，引起身體各種疾病。所以，冬季忌吃寒性食物。

**忌吃油炸類食品**：冬季寒冷，人們喜歡吃溫熱的食物以抵禦嚴寒，冬季提倡吃海參、黑木耳等食品，忌吃油炸類食品。

**吃蘿蔔忌削皮**：蘿蔔為中國冬季的主要時令佳蔬。

在廣大的農村，流傳着"十月蘿蔔小人參"的諺語。這充分說明蘿蔔具有較高的營養和藥用價值。但是，值得提醒的是，吃蘿蔔忌削皮。因為，鈣是蘿蔔的主要營養成分之一，而 90% 的鈣都集中在蘿蔔皮內，如果吃蘿蔔認為皮不衛生而將其削掉，則會損失大量的營養成分。

**胡蘿蔔忌生吃**：冬季蔬菜首推胡蘿蔔。因為它富含胡蘿蔔素，其含量比白菜、菠菜、蘿蔔中的胡蘿蔔素高出 30-100 倍。不過，胡蘿蔔素屬於脂溶性物質，它只有溶解在油脂中，才能在人體肝臟、腸壁中所含的胡蘿蔔素酶的作用下，轉變成維他命 A 為人體吸收。因此，食用胡蘿蔔應用油炒。如果生吃胡蘿蔔，90% 的胡蘿蔔素將會成為人體的"過客"而被排洩掉。所以胡蘿蔔忌生吃或做涼拌菜。

**炒胡蘿蔔忌放醋**：冬令的胡蘿蔔含有大量胡蘿蔔素，攝入人體的消化器官後就可以變成維他命 A。維他命 A 可以維持眼睛和皮膚的健康，有皮膚粗糙和夜盲症的人，就是缺乏維他命 A 的緣故。但是，值得提醒的是，冬季炒胡蘿蔔忌放醋，否則胡蘿蔔素就會被破壞殆盡。

**忌白蘿蔔與胡蘿蔔合煮**：冬季，白蘿蔔和胡蘿蔔共為時令美食佳品，備受人們的喜愛。但是，值得注意的是，白蘿蔔忌與胡蘿蔔合煮。

中醫認為，白蘿蔔性味甘辛微涼，功能偏利；胡蘿蔔性味甘辛微溫，功能偏補。其性味功能不合，兩者皆含多種酶類，特別在生食或涼拌時，極易發生酶類的分解與變化。白蘿蔔與胡蘿蔔合煮，白蘿蔔中的維他命 C 往往就會被胡蘿蔔中的抗血酸酵酶破壞。這樣一來，大大地降低了營養價值。所以，冬季忌白蘿蔔與胡蘿蔔合煮。

**忌蘿蔔與芥菜、蘋果等果蔬長時間同食**：蘿蔔、芥菜同屬十字花科，都是冬季時令蔬菜。如果這類蔬菜長期同時食用，可以產生硫氰酸鹽。硫氰酸鹽在人體內很快轉變為硫氰酸。硫氰酸是一種抗甲狀腺物質，具有抑制甲狀腺功能的作用，時間長了，可引起甲狀腺腫大。

蘋果、橘子、葡萄、梨等水果都含有類黃酮，在人的腸道內能轉變為二羥苯甲酸和阿魏酸，這兩種物質抑制甲狀腺功能的作用很強。

因此，蘿蔔、芥菜和上述水果長時間同時食用，對甲狀腺的危害特別大。已經患有甲狀腺腫的病人，更應當注意忌長期同時食用。

## 氣虛者的藥補法

所謂氣虛，即氣不夠用，動則氣喘、體倦、懶言、常自汗出、面色白、舌淡白、脈虛弱無力，氣虛之人可選用下列補藥。

**人參**：性溫、味甘微苦，可大補元氣，是補氣要藥。人參可調節網狀內皮系統功能，其所含人參皂甘，具有抗衰老作用。使用時，可用人參一味煎湯，名獨參湯，具有益氣固脫之功效，年老體弱之人，長服此湯，可強身體。人參若切成飲片，可補益身體，防禦疾病，增強機體抗病能力。但要注意，吃人參時忌食蘿蔔、綠豆，包括豆製品、粉絲。

懷參：是山藥的別名，性平、味甘，功能補中益氣、助五臟、強筋骨。懷參含豐富澱粉、蛋白質、無機鹽和維他命 B1、維他命 B2、煙酸、抗壞血酸及胡蘿蔔素等營養物質，因此，食用懷參能使人體攝入大量黏液蛋白，具有特殊的保健功能，可預防心血管系統的脂肪沉積，保持血管彈性，防止過早發生動脈硬化；其次，食用懷參，能防止肝腎中結締組織的萎縮、預防膠原病的發生。使用時，可用懷參研末與米煮食。

茯苓：性平、味甘淡。歷代醫家均將其視為常用的延年益壽之品，清代宮廷中，曾把茯苓製成茯苓餅，作為經常服用的滋補佳品，成為卻病延年的名點。茯苓的有效成分 90％以上為茯苓多糖，其不僅能增強人體免疫功能，常食還可以提高機體的抗病能力，而且具有較強的抗癌作用。

## 血虛者的藥補法

所謂血虛，即是營養人體的物質不足，不能發揮濡養人體的作用，表現為不耐勞作、面色無華、蒼白且易健忘、失眠、舌淡、脈細。血虛體質者當選用下列補藥。

龍眼肉：性溫、味甘。其功能為補心脾，益氣血。清代大養生家曹庭棟在其所著《老老恆言》中，有龍眼肉粥。即龍眼肉 15 克、紅棗 10 克、粳米 60 克，一併煮粥。若能每日早晚服用 1-2 碗，可“養心益智，通神明，安五臟，其效甚大。”

何首烏：性溫、味甘。本品具有補益精血、澀精止遺、補益肝腎的作用。何首烏能降低血脂、阻止動脈粥樣硬化的形成。本品使用時一般多為丸、散、煎劑所用，可水煎、酒浸、亦可熬膏。

## 陰虛者的藥補法

所謂陰虛，是指營養人體的血、津液、陰精皆不足，是血虛的進一步發展，其主證是：形體消瘦，午時面色潮紅、口咽少津、心中時煩、手足心熱、少眠、便乾、尿黃、多喜冷飲、不喜過春夏、舌紅少苔、脈細數。陰虛體質者當選用下列補藥。

枸杞子：性平，味甘。《本草綱目》云：“枸杞子補精血，益腎氣。”枸杞子含有甜菜鹼、胡蘿蔔素、硫胺、核黃素、煙酸、抗壞血酸、鈣、磷、鐵等成分，具有抑制脂肪在肝細胞內沉積、防止脂肪肝、促進肝細胞新生的作用。

《太平聖惠方》載有枸杞粥，用枸杞子 30 克、粳米 60 克，煮粥食用，對中老年因肝腎陰虛之頭暈目眩、腰膝酸軟、久視昏暗及老年性糖尿病等，有一定效用。

桑椹：性寒、味苦，《本草拾遺》云：“利五臟、關節、通血氣，久服不飢……變白不老。”本品可補益肝腎，有滋陰養血之功。臨床常用於貧血、神經衰弱、糖尿病及陰虛型高血壓。

使用時，可將桑椹水煎，過濾去渣滓，裝於陶瓷器皿中，文火熬成膏，兌適量蜂蜜，貯存於瓶中。日服 2 次，每次 9-15 克，溫開水調服。

**黃精**：性平、味甘，《本經逢原》云：“寬中益氣，使五臟調和，肌肉充盛，骨髓堅強，皆是補陰之功”，本品具有益脾胃、潤心肺、填精髓之作用。黃精還具有降壓作用，對防止動脈粥樣硬化及肝臟脂肪浸潤也有一定效果，故常吃黃精，對肺脾氣虛患者有益，還能防止一些心血管系統疾病發生。

在《太平聖惠方》裏載有服黃精法，即將黃精根莖不限多少，洗淨、細切、用流水去掉苦汁、經九蒸九曬時，食之。此對氣陰兩虛、身倦乏力、口乾津少有益。

## 陽虛者的藥補法

此係氣虛者的進一步發展，主證是畏寒、肢冷、倦怠，小便清長、大便時稀、舌淡胖、脈沉乏力，這種體質也即是人們所常說的“火力不足”，人體的新陳代謝功能低下。陽虛體質常用的補藥見下。

**杜仲**：性溫、味甘。本品具有補肝腎、強筋骨、安胎之功效及鎮靜和降血壓作用。

**鹿茸**：性溫。味甘鹹。鹿茸含鹿茸精，係雄性激素，又含磷酸鈣、碳酸鈣的膠質、軟骨及氯化物等。能減輕疲勞，提高工作能力，改善飲食和睡眠。是一種良好的全身強壯藥物。

單味鹿茸可沖服，亦可燉服。沖服時，鹿茸研細末，每服 0.5-1 克，燉服時，鹿茸 1.5-4.5 克，放杯內加水，隔水燉服。

## 冬季養腎法

冬季是閉藏的季節，人體新陳代謝水平相應較低，因而要依靠生命的原動力 "腎" 來發揮作用，以保證生命活動適應自然界變化。

**黑色食品補腎**：中醫認為，黑為水，走腎。腎主藏精，為生命之源，與人體生長、發育、衰老密切相關。五色中的黑色與五臟中的腎臟相對應，黑的食物可入腎，起到補腎的作用。黑色食品指有保健功效的動植物，如黑米、黑豆、黑棗、黑芝麻、豆豉、紫菜、髮菜、海帶、香菇、黑木耳、海參，還有黑麥、海藻、黑糯米、烏龍茶、烏梅、醬油等。

現代科學研究發現，黑色食品除其中所含三大營養物質及微量元素及維他命外，還含有特別重要物質——黑色素。黑色素能清除體內不斷產生的自由基，降低膽固醇，抗腫瘤；黑色素對性功能有促進作用。

**採用 "吹" 字音吐納法護腎**：要在冬季護養人體的腎，還可以用發 "吹" 字音吐納來進行養護。即用鼻子緩慢的深吸氣，用口發出 "吹" 字音呼出。先大吹 30 遍，然後再細吹 10 遍，這樣可以起到補腎的作用。如果有腰膝冷痛、耳鳴、煩熱的話，也可以用此法進行治療。

# 5 | 冬季常見病防治

## 防治凍瘡有妙法

凍瘡主要是寒冷（10˚C以下，冰點以上）長時間作用於皮膚所致，受凍後皮下動脈血管收縮，久而血管麻痺而擴張，靜脈瘀血，使局部血液循環不良，導致組織營養不良，甚至發生組織壞死。《諸病原候論》上記載："嚴冬之月，觸冒風雪寒毒之氣，傷於肌膚，氣血壅澀……便成凍瘡。"

中醫學認為，凍瘡患者身體多為陽虛，加上冬季不注意保暖，寒邪外襲，氣血運行不暢，就會導致凍瘡反覆發生。凍瘡常發生於暴露或末梢循環較差的部位，如手指、手背、顏面部、腳趾、足背、足緣、足跟、鼻尖及耳廓等部位，一般只有紅腫、癢痛的症狀，個別嚴重者可能起水皰，甚至壞死。凍瘡多發生於體質相對較弱的人身上，有血液循環障礙、營養不良、嚴重疲勞或貧血者發病率更高。此外，長時間接觸冷水和工作環境潮濕者，也易患凍瘡。換句話說，凍瘡雖然只是一種物理性皮膚病，但其發病卻和體質、環境等一系列因素相關。

那麼在寒冷的冬季裏我們如何預防凍瘡呢？

注意保暖：冬季氣候寒冷，要及時增添衣服，必要時外出戴口罩，防止冷風刺激。要注意對身體的裸露部分（如手、耳）的保暖，可在皮膚上塗些油脂，以減少皮膚的散熱。

加強鍛鍊：適當進行戶外活動，提高身體耐寒力。運動可以加速氣血運行，提高抗寒能力及機體的抵抗力，對凍瘡的防治很有幫助。在寒冷環境中作業和接觸冷水的人要適當增加手腳的活動，以促進血液的循環，避免久坐或久站。

調節起居：堅持用冷水洗手、洗臉、洗腳，或進行冷水浴、冬泳等，可明顯改善血液循環，提高抗寒能力。衣服鞋襪保持寬鬆乾燥，因為在潮濕的環境中，機體熱量散失更快，這也是手足多汗的人更容易患凍瘡的原因。從室外返回時，切忌立即烘火取暖，應先慢慢活動一下手足，然後再取暖，否則凍處易潰爛。受凍後皮膚瘙癢時，不可用手抓，否則易使表皮破潰感染。

合理飲食：適當選擇富含脂肪、蛋白質和維他命的食物，以保證身體有足夠的熱量。手腳容易冰冷的人平時要多吃富含煙酸和維他命 B 族的食物，這類食物能擴張末梢血管。

如果不幸已經生凍瘡，我們又該怎麼辦呢？

按摩法：因為按摩能促進手腳的血液循環，特別是微細血管的血液循環。使血不瘀滯，從而加速痊癒。具體做法是：1、手按摩：兩手合掌、反覆搓摩，使其發熱，然後左手緊握右手手背用力摩擦一下，接着右手緊握左手手背摩擦一下，這樣反覆相互摩擦共 15-20 次（一左一右為一次）；2、腳心按摩：坐床上，屈膝，腳心相對，左手按右腳心，右手按左腳心，兩手同時用力，反覆按摩 15-20 次；3、腿按摩：坐床上，腿伸直，兩手緊抱左大腿根，用力向下擦到足踝，然後擦回大腿根，一下一上為一次，共擦 15-20 次，然後右腿同樣做 15-20 次。

**食物外敷法**：生薑 15 克，辣椒 15 克，白蘿蔔 30 克，水煎洗患處；鮮山藥搗爛，塗擦於患處，乾即更換；或加蓖麻子仁數粒，一同搗爛外敷更好；用醋煮熱，趁熱濕敷患處，每日 3 次；以上辦法是用於凍瘡初起時。

若是凍瘡潰爛，可用雞蛋黃油外塗，每日 2-3 次；蜂蜜 60 克，加入豬油 15 克，調勻成膏，塗敷患處，每日 2-3 次。

**熱洗患處**：把一錢黑胡椒研成粉末後，加水適量煎煮，然後趁熱洗患處。

**局部加熱法**：凍瘡初起時，可用電吹風直接吹患處，使其局部加熱，每次 5-10 分鐘，吹 3 次後凍瘡即見好轉。塗上凍瘡膏後用紗布包好，再用電吹風向患處加熱，可加速凍瘡的治癒。

**外用藥法**：可用"十滴水"外擦凍瘡部，每天數次，對於凍瘡未潰破者療效較好。若局部皮膚破潰糜爛，可先用紅黴身素軟膏塗擦，待炎症消散後再使用"十滴水"。

如果凍瘡面積較大較嚴重，必須在醫生指導下進行
治療，以免發生感染，使病情惡化。

## 嘴唇乾裂的防治

冬季常在室外工作的人，口周圍及嘴唇會出現乾
裂，或者少量出血，醫學上稱之為口角炎。發生的原因
是由嘴唇組織的特殊性引起的。因嘴唇小半部是皮膚，
大半部是黏膜組織，而黏膜的柔韌性不如皮膚，加上又
很薄，所以一乾就容易裂開；此外，每天嘴唇與水打交
道很多，個別人還有愛舔嘴唇的習慣，水分蒸發，局部
濕度就會降低，加上冬季氣候乾燥，故嘴唇就很容易乾
裂。此外，是由於缺乏維他命，冬季新鮮蔬菜少，很容
易造成維他命缺乏，而嘴唇黏膜細胞的健康與維他命關
係密切。要多吃新鮮蔬菜，如油菜、小白菜、黃豆芽、
白蘿蔔等；有嘴唇乾裂病史者，應盡可能戴上口罩，以
保持嘴唇的溫度和濕度。

## 手腳乾裂的防治

手腳乾裂，在醫學上稱之為"手足皸裂"，是冬季
常見的一種皮膚病。現代醫學研究認為，人體皮膚上有
許多皮脂腺，經常分泌油脂，保持皮膚滋潤、光滑、柔
嫩，使皮膚保持一定的彈性。而手掌、腳掌處卻沒有皮
脂腺，不能分泌油脂，皮膚缺乏脂肪的滋潤，手掌、腳
掌的角質層（皮膚最表面的一層）又較厚，缺乏彈性，
因而很容易乾燥、粗糙、裂口。特別是老年人，由於皮

膚老化，這種現象就更明顯了。

除了上面這些生理上的原因外，手足皸裂還同外界環境因素有密切關係。如冬季氣候乾燥寒冷，手腳暴露於外界，容易受寒風侵襲，或因工作關係經常用鹼性較強的皂類、洗滌劑等洗手、洗衣物，或經常接觸能夠溶解脂肪和吸收水分的物質，或因長期不斷的機械摩擦、外傷等刺激，使皮膚逐漸變得肥厚、乾燥和粗糙，失去固有的彈性和伸延性，當遇到機械性的損傷時，便容易發生裂傷。農民、水泥工人、漁民、牧民、洗染工人、炊事員和戶外工作者易患手足皸裂症，稱為"職業性皮膚症"。

另外，手足皸裂也可能是某些皮膚病的症狀，如魚鱗病、皸裂性濕疹、角化乾燥型手足癬、絕經期角化病、對稱性掌跖角化病等患者，都可有手足皸裂現象，稱為症狀性掌跖角化症。

預防手足皸裂一是要經常注意保護皮膚，冬季外出或在室外工作，應穿戴厚暖的鞋襪和手套；二是要盡可能減少洗手次數，洗手後要及時擦乾並塗擦無刺激性的液性油脂或護膚膏，如凡士林、硅霜、植物油類或市售護膚油膏、油包水劑型的乳、霜、膏等；三是因工作需要必須接觸潮濕或有刺激性的物品時，應事先塗擦上述油膏，以保護皮膚。

對已發生的手足皸裂，可以使用中藥 10-20% 白及膏、紫草油膏、甘草紅花油搽劑（紅花油 15 毫升，青黛 5 克，甘油 50 毫升，白酒或 75% 酒精 30 毫升調勻）

外擦。同時，小劑量長時間（3-6個月）服用維他命A，也可使手腳皮膚逐漸恢復正常。

## 皮膚瘙癢症的防治

　　冬天氣候寒冷，機體為防止體溫的散發，皮膚及皮下的毛細血管收縮，皮脂腺與汗腺的分泌與排洩也隨之減少，加上氣候乾燥，寒氣侵襲，因而使皮膚會更加乾燥粗糙，而常引起皮膚發癢，這是原因之一。原因之二是有些人在冬天裏洗澡換衣的次數減少了，皮膚和內衣上的污垢增多了，增多的污垢不僅刺激皮膚，還影響皮脂腺和汗腺的分泌與排洩功能，從而引起皮膚瘙癢。原因之三是冬天如穿過緊的毛織品和尼龍之類的內衣，接觸皮膚時，也會導致皮膚癢感。在搞清皮膚瘙癢的原因時，就不難找出預防的措施。

　　一是內衣褲要清潔、柔軟、寬鬆、舒適，最好是純棉織品。冬季使用電熱毯取暖時，溫度不可太高，使用時間不要過長。

　　二是多吃些富含維他命A的食物，如胡蘿蔔、菠菜和豆製品。飲食宜清淡，勿食辛辣食物，不飲濃茶、咖啡，戒除煙酒。

　　三是洗澡的水溫不要過高，浸泡的時間也不宜過長，不要用鹼性強的肥皂，洗後最好擦些潤膚霜。

　　四是忌用手用力搔抓皮膚。

　　五是局部用藥，可選用尿素軟膏等。

# 冬季話説關節炎

隨着天氣日漸轉冷，關節炎的發病率逐漸增高。常見的關節炎有風濕性關節炎、類風濕關節炎、骨性關節炎、痛風性關節炎等。其中以骨性關節炎最為常見，也稱退行性關節病、骨質增生、骨關節病，是風濕病的一種，也就是我們通常所説的“老寒腿”，對中老年人身體健康有較大危害。

骨性關節炎可以在任何關節發病，好發於指間關節、髖、膝和脊柱，可以引起肌肉疼痛、炎症或行動不便。原發性骨關節炎癒後一般良好。如手的骨關節炎一般只發生中度疼痛，很少影響功能，但對於負重關節如膝、髖關節卻容易發生活動受限甚至致殘。類風濕關節炎則可侵襲關節膜、軟骨組織和骨骼，主要症狀是發炎，包括關節充血、發熱和疼痛等。與骨關節炎不同的是，該病可影響全身健康，出現食慾不振、全身不適等症狀。

如今不少愛美女性寧要風度不要溫度，天涼也不懂得添衣並給關節保暖，結果患上關節炎。宅男宅女們久坐吹空調、平日裏既抽煙又喝酒，飲食不加節制，致使年紀輕輕關節就出了毛病。因此，從某種意義上可以這麼説，緊張的生活節奏以及不良的飲食和生活習慣，使關節炎患者趨向年輕化。

那麼我們應該如何防範關節炎的“侵襲”呢？

**注意保暖**：避免長時間待在寒冷環境裏，避免全身和關節部位的保暖，尤其是病變部位要特別加強保護。愛美女性切不可只要風度不要溫度。關節炎患者可以每天對病變部位進行 1-2 次熱敷（用熱毛巾或熱水袋），水溫一般保持在 50-70°C，每次熱敷 15-30 分鐘。注意在急性期（紅腫期）應禁用，因為熱敷雖然當時感覺挺舒服，但容易導致病情加重。

**飲食應注意補鈣**：多吃富含維他命 C 的蔬菜水果，要控制蛋白質、膽固醇的攝入量，少飲酒。

**適量運動**：運動能促進肢體血液循環，使病變部位血運得以改善，減輕關節疼痛症狀。因此，關節炎患者冬季應經常到戶外參加運動如散步、慢跑、打太極拳、做保健操等。但運動強度及時間應適量，因為運動過度反而會造成關節的磨損，關節長時間勞損，也有可能造成關節疼痛的發生。

此外，還要積極預防和治療感冒、氣管炎等呼吸道疾病，避免因這些疾病導致風濕性關節炎的發作或加重。

## 冬季謹防心臟病

這裏所說心臟病，主要是就最常見的冠心病而言。所謂冠心病，屬於中國醫學中的"胸痹"範疇，是指胸部悶痛，甚至胸痛徹背、短氣、喘息不得臥為主的一種病症。究其病因病機，或年老體弱、久病而致心陽不足、心血虛少、心失所養；或陰寒凝滯痹阻胸陽，絡脈不通；或飲食不節，恣食肥甘酒酪；或飲食無度損傷脾胃，以致痰濁內生，痹阻脈絡；或情志所傷，肝失條達，氣滯血瘀，脈絡瘀阻，均導致心陽不展，心脈不通，以致不通則痛而發生胸痹。因此，調養心氣、疏通絡脈為其主要原則。

秋冬季節氣候寒冷，容易導致血管收縮，冠狀動脈發生痙攣，加上血管本身嚴重粥樣硬化導致內在損傷，在血小板聚集後形成血栓，因而導致心肌梗死發生。冬季心臟病突發事件要比其他季節高出 2-3 倍。因此，在冬季，老年人尤其患有心腦血管疾病的人，一定要加強防範。

那麼在寒冷冬季，心臟病患者如何能安然過冬呢？

**自我監控**：天氣轉冷之前，應進行一次正規體檢，總體評估身體情況和疾病危險程度，內容包括血壓、血脂和血糖等，評價心肌缺血和心臟功能情況。

**保暖防寒**："虛邪賊風，避之有時"，冬季室內外溫差大，出入時要隨時添加衣服，不可嫌麻煩，還要注意手足不要受凍，因為四肢受凍可反射性地使血管收縮，也會增加心臟的負擔。避免用冷水洗臉和泡腳，以減少對血管的急劇刺激。注意防寒保暖，寒溫適宜，以護心陽。

**合理膳食**：冬天熱量散失快，應注意多吃些熱量高的食物，如雞蛋等以增強身體的禦寒能力。但要注意，飲食過度，特別是晚餐過飽，對心臟病患者也不利。冬季也要多吃一些水果、新鮮蔬菜，以補充必要的維他命，並保持腸胃順暢而防止便秘耗傷心氣。

適當鍛鍊：“流水不腐，戶樞不蠹”，堅持適量的體力活動，可根據自己的年齡、身體狀況和環境選擇適當的運動種類，堅持動靜適度，以使經脈暢通，但應避免勞累過度。

心態良好：《黃帝內經》曰：“喜傷心，恐勝喜。”中老年患者應該注意保持情緒的穩定和心態，不要大喜過望，也不要狂妄自大。《內經》中還說：“恬淡虛無，真氣從之，精神內守，病安從來。”因此對於心臟病患者，保持穩定的心態非常重要。

同時提醒廣大心臟病朋友應隨身攜帶常備藥品，如速效救心丸、硝酸甘油片等，以備不時之需。

只要心臟病人能“法於陰陽，和於術數，食飲有節，起居有常”，定能益壽延年！

## 預防冬季情感失調

冬季人的感情容易出現情緒抑鬱，情感失調，如何預防呢？

一是要多曬太陽，多吃富含有維他命 C 和維他命 B 的新鮮蔬菜和水果等，以調節大腦的功能和情緒。

二是要多參加各種娛樂活動，激發自己對生活的熱情。

三是需聽聽美妙旋律的音樂，積極參加各種體育鍛鍊，調整人體的自主神經功能，緩解因自主神經功能失調所致的緊張、焦慮、抑鬱等症狀。

四是要保持良好的情緒和心情。個人要有好的心情，必須要有豁達的心胸、和睦的人際關係、和睦的家庭氛圍。因此，冬季的神養還需要我們有一顆寬容的心。要學會用幽默和溫和的語言與人交談，避免生活中因為言語的不慎給人造成的各種傷害。

另外，在冬季的時候要擁有一顆滿懷希望的心。希望能給人心靈插上雙翅，讓人在有限的生命中領略無限的精神領域的風光。在冬季，寒冷和潮濕的天氣，也會帶給人寒冷和潮濕的心情，希望則能使人走出這種陰鬱的心境，使人充滿陽光和期待地面對生活、工作。冬季有了這種希望就能使人在逆境中，堅定信念，勇敢地面對挫折和挑戰，實現心中的理想。

第六章

一天之中
四季養生法

# 1 | 一天中的春夏秋冬養生法

　　每一天的養生和每一個月的養生、一年四季的養生是同樣的原理。每一天的養生也有四個最關鍵的時段，它們是一日之中的晨起、中午、傍晚、入夜，即子、午、卯、酉四個時辰。古人認為，早上是春天，中午是夏天，太陽落山是秋天，半夜是冬天。清晨人體陽氣開始生發；中午時分陽氣升至頂點，呈現隆盛狀態；傍晚黃昏時分則陽氣漸趨於體內，陰氣開始增長；到了夜晚，體表陽氣已微，陰氣漸增，至夜半增至頂點，呈現隆盛之態。

　　一天就是小四季，每日養生也按時有所區別。一天當中，人體內的陽氣與自然界的陽氣有同步的變化，人體陽氣有生發、趨表、旺盛、收斂、內藏等的運動特點。一年中，人體的陽氣有一個生、長、化、收、藏的過程，在一天裏，人也是這樣的，要跟着陽氣的變化做好"生、長、收、藏"四項工作。

　　前面已經對春夏秋冬四個季節的養生方案有了一個大致的講述，那麼具體到一天之中，怎樣根據這種特點來安排起居、攝養情志、鍛鍊身體、調節飲食呢？

# 一天中的春天：上午 5-7 時

　　卯時是上午 5-7 點，這個時辰好比是春天。中國有句老話叫“一年之計在於春，一天之計在於晨”。早上對我們來說是一個非常重要的階段，關係着一天的身體與精神狀況。晨起是人體陽氣生發趨向於體表的時刻。此時，體內各種功能逐漸旺盛，準備迎接一天的活動。

　　起床前，最適於做導引、按摩、調息等益氣養神的鍛鍊，如熨目運晴，吐濁納清，咽津叩齒，點按腎腧、命門、次髎等穴位。

　　清晨即起床，不可貪睡。起床的時間，可據季節及地區而有所不同。如北京地區從夏季 5 點、春秋 5 點半、冬季 6 點半起床為宜。

　　起床後宜洗漱、梳髮、櫛沐。多梳髮、勤櫛沐可防治腦血管病變。櫛沐的方法，手心向着頭部，手指張開成耙狀，兩手小指按攢竹穴，經過神庭、前頂穴，移到腦戶穴，隨着小指的按摩，其餘手指在頭皮上輕輕抓摩，每次 100 下。然後，按摩面部及“鳴天鼓”：先將兩手搓熱，以兩中指在鼻翼兩側舉動兩掌搓摩，至面部感到溫暖為止；用兩掌心掩住雙耳，中指相對，分別架於食指之上，以中指微微用力彈敲枕骨，可聽到“空”的聲響，連續做 24 次，稱作“鳴天鼓”。

　　外出鍛鍊形體，宜到空氣清新之處行吐納之法。即：挺身直立，目光遠視，兩手叉腰間，垂肩拔背，鬆靜自然，然後用雙手向肚臍用力推擠，同時用鼻深深吸氣；吸盡再從口中緩緩吐出，雙手收回腰部。呼吸都要做到慢、細、勻、長。至於其他鍛鍊內容，可根據各人情況選擇，或慢跑，或行走，或散步，或打拳，或練氣功鍛鍊。

鍛鍊應注意時間。夏季在日出之前，冬季在日出之後，以 1 小時左右為宜。中老年人注意不要過量，一般以脈跳 110-120 次 / 分為宜，或以運動後不甚疲倦，略事休息即恢復為度。

在情志方面，晨起宜振奮精神，樂觀歡愉，不可鬱悶、悲戚、恐懼、暴怒。

早餐要保證質與量，以多蛋白食物為宜。城市可用豆漿或牛奶配合乾食，鄉村條件不具備的可食粥配以乾食。一般體虛者食豬羊腎、粟米粥等。飲食量宜充足，熱量應佔全天的 40％左右。一般不飲酒。

早餐時可進補。老人宜以醇酒送服補下元藥，婦女送服補血海藥。早晨進補亦可隨身體情況或遵醫生的建議。

## 一天中的夏天：上午 11 時 – 下午 1 時

午時是中午的 11-1 點，這個時辰好比是夏天。這個時段也是陰氣與陽氣交匯的時候，是陽氣到了極點而陰氣開始出現的時候。中午陽氣達到頂點，但也是由盛轉衰的時刻。

經過上午的工作或活動，精氣消耗，多感疲乏，情緒或有激動，需要略事休息，穩定情緒，然後再進食。凡進食之時，忌思慮、憂傷、大喜、發怒；進食姿勢宜取坐式或站式，不可蹲或臥，以免影響腸胃蠕動；飯後不可即臥，以免停食礙胃，宜緩行，以熱手摩腹。午餐要飽，食物應豐富，熱量可佔全天的 40-50％。

午後陽氣漸消，可少息以養陽，尤其是老年人活動時間略長，即氣虛而澀。因此建議大家睡個午覺。與子時的睡覺方法結合起來，就是所謂的“子午覺”。所謂子午，是子時和午時，即中午 11-13 時、半夜 11-1 時。半夜 11-1 時，人的陽氣開始初生，並逐漸增強，一直到正午 11 點，陽氣最旺盛；一到午時，陰氣開始初生了，陰氣逐漸生長，一直到半夜的 11 點達到最盛。所以子時和午時，一個是陽氣初生的時候，一個是陰氣初生的時候，不論陰氣和陽氣，在初生的時候都是很弱小的，需要我們保護它。子時的睡眠要深度睡眠，而午時的睡眠時間要短一點。

# 一天中的秋天：下午 5-7 時

酉時是下午的 5-7 點，這個時辰好比是秋天。這兩個時辰的養生與春秋養生是一致的。太陽西下時陽氣漸虛，汗孔也隨之閉密，所以到了晚上陽氣收藏的時候，不要再擾動筋骨，不要受霧露的侵襲。

此時人們勞動一天，從體力到精神均已疲憊，一般來說應減少活動、思慮；此時氣溫降低，應注意加衣以避免着涼。情緒要保持安寧清靜，歡愉和暢。晚飯要清淡量少，熱量可佔全天的 20％ 以內，忌暴食狂飲，恣食肥甘；老年人最好不飲酒，宜以粥養。若晚飯太飽或熱量太多，不僅影響睡眠，還會在內臟需要休養生息時加重其負擔，使甘肥化濁蘊熱，造成脂肪過度堆積，影響健康，故古有"一日之忌，暮無飽食"及"喜元大醉"之告誡。飯後宜散步閒談，幫助消化，不可獨坐或長時間看電視，造成蓄食。

## 一天中的冬天：深夜 11 時 – 凌晨 1 時

子時是晚上 11-1 點，這個時辰好比是冬天。這個時段是陰氣與陽氣交匯的時候，是陰氣到了極點而陽氣開始出現的時候。

此時是休息，以恢復一天疲勞的時期，特別是老年人或體弱者，宜保持情緒穩定，安心睡眠。不宜勞心勞神以免影響入睡。

睡前宜濯足、摩腳，點按湧泉穴。方法是：先用溫水泡洗雙腳，再用右手握住右腳趾，左手點按湧泉穴，摩擦足心，直至發熱；再將足趾略轉，然後放開雙手，向上向後盡力翹足趾，翹後縮趾，反覆數十次，左右交換。或用艾條灸湧泉 20-30 分鐘，或生附子用醋調後貼敷湧泉，以降虛火，壯足通痺。

一般人亥時就是晚上 9-11 時就應該睡覺，子時應該是進入深度睡眠的時候了，一定要熟睡了，要收藏。晚上 11 時到次晨 1 時的時間段內，如果你處在睡眠狀態的話，陽氣剛剛來復，它就不會耗散掉。如果違反了陽氣的活動規律，那麼形體就會受邪氣的困擾而衰薄。

另外，到了深夜，陽氣降到最低點，體內出現一片陰霾之氣，這個時候就不要吃夜宵了，因為身體沒有動力來消化它，不但不能吸收，還會影響睡眠。

# 2 | 十二時辰養生法

時辰養生法，就是順應天時晝夜陰陽消長規律頤養身體的方法。

大家都知道人體有十二條經絡。但是卻往往不知道十二經絡是如何工作的。平時我們可能會見過這樣的問題，患有肝部疾病的患者往往會在午夜離開人世。流感大多在春季爆發……那麼時辰與人體的經絡有甚麼關係？時辰與我們的健康又有着甚麼關係呢？我們應該怎樣養生？

## 子時（深夜 11 時 – 凌晨 1 時）：膽經當令

子時是指深夜 11 時到次日凌晨 1 時，這個時候是膽經當令。"當令"就是當班的意思。

生活當中有一個特別奇怪的現象，我們晚上吃完飯以後，8、9 點鐘就昏昏欲睡，但一到 11 點就清醒了，所以現在很多人習慣 11 點以後開始工作。還有的人到了夜裏 11 點總想吃點東西，在屋子裏找點食，這是為甚麼呢？這是因為這個時候恰恰是陽氣開始生發了，所以一個很重要的原則就是最好在 11 點前睡覺，這樣才能慢慢地把這點生機給養起來，人的睡眠與人的壽命有很大關係，所以睡覺就是在養陽氣。

子時把睡眠養住了，對一天至關重要。子時是一天中最黑暗的時候，陽氣開始生發。《黃帝內經》裏有一句話叫做"凡十一藏皆取於膽"。取決於膽的生發，膽氣生發起來，全身氣血才能隨之而起。

## 丑時（凌晨 1-3 時）：肝經當令

丑時是指凌晨 1-3 時，這個時候是肝經當令。這個時候一定要有好的睡眠，才能養好肝血，否則你的肝就養不起來。

## 寅時（凌晨 3-5 時）：肺經當令

寅時是指凌晨 3-5 時，肺經當令。這個時間是人從靜變為動的開始，是轉化的過程，這就需要有一個深度的睡眠。人睡得最熟的時候應該是 3-5 時，這個時候恰恰是人體氣血由靜轉動的過程，它是通過深度睡眠來完成的。

心臟功能不太好的老人不提倡早鍛鍊，有心臟病的人一定要晚點起床，而且要慢慢地起，也不主張早上鍛鍊。晚上是一片陰霾之氣，你可以活躍一下。而早晨是陽氣生發的時候，你就順其生發好了。

丑寅時（1-5 時）為精氣生發之時，人以精為寶，宜節制房事，但也不宜強制。60 歲以後，可 20 日或一個月 1 次。

## 卯時（上午 5-7 時）：大腸經當令

卯時是指早晨 5-7 時，這個時候是大腸經當令。這個時候，天也基本上亮了，天門開了，五時醒是正常的。這個時候我們應該正常地排便，把垃圾毒素排出來。這個時候代表地戶開，也就是肛門要開，所以要養成早上排便的習慣。中醫認為肺與大腸相表裏，肺氣足了才有大便。

見晨光即披衣起床，叩齒 300 次，轉動兩肩，活動筋骨。先將兩手搓熱，擦鼻兩旁，熨摩兩目 6-7 遍；再將兩耳搓捲 6 遍；然後以兩手抱後腦，手心掩耳，用食指彈中指，擊腦後各 24 次。最後，去室外打太極拳或練其他拳術。

## 辰時（上午 7-9 時）：胃經當令

辰時是指早晨 7-9 時，這個時候是胃經當令。這時候吃早飯，就是要補充營養。這個時候是天地陽氣最旺的時候，所以說吃早飯是最容易消化的時候。早飯吃多了是不會發胖的。因為有脾經和胃經在運化，所以早飯一定要吃多、吃好。吃早飯就如同"春雨貴如油"一樣金貴。

起床練功後，飲一杯白開水，用木梳梳髮百餘遍，有醒腦明目作用。早餐宜食粥，宜素淡，宜飽。飯後，徐徐行走百步，邊走邊以手按摩腹部。老年人脾胃虛弱，輕微活動和按摩腹部可促進腸胃蠕動，增強消化。

## 巳時（上午 9-11 時）：脾經當令

巳時是指上午 9-11 時，這個時候是脾經當令。脾是主運化的，早上吃的飯在這個時候開始運化。我們的胃就像一口鍋，吃了飯怎麼消化？那就靠火，把脾胃裏的東西一點點消化掉。

此時或讀書，或理家，或種菜養花。疲倦時，閉目靜坐養神，或叩齒嚥津數十口。不宜高聲與人長談，因為說話耗氣。老年人本來氣弱，所以須"寡言語以養氣"。

## 午時（上午 11 時－下午 1 時）：心經當令

午時是指中午 11-1 時，這個時候是心經當令。子時和午時是天地氣機的轉換點，人體也要注重這種天地之氣的轉換點。

對於普通人來說，睡子午覺最為重要，夜裏 11 時睡覺和中午吃完飯以後睡覺，睡不着閉一會兒眼睛都有好處。因為天地之氣在這個時間段轉換，轉換的時候我們別攪動它，我們沒那麼大的能量去干擾天地之氣，那麼怎麼辦呢？歇着，以不變應萬變。這個時候一定要睡一會兒，對身體有好處。

午餐應美食，此非指山珍海味，而是要求食物應暖軟。不要吃生冷堅硬的食物。只吃八分飽。食後用茶漱口，滌去油膩，然後靜坐或午休。

## 未時（下午 1-3 時）：小腸經當令

未時是指下午 1-3 時，這個時候是小腸經當令。小腸是主吸收的，它的功能是吸收被脾胃腐熟後的食物精華，然後把它分配給各個臟器。午飯要吃好，營養價值要豐富一些。

此時或午睡，或練氣功，或邀友弈棋，或瀏覽時事，或做家務。

## 申時（下午 3-5 時）：膀胱經當令

申時是指下午 3-5 時，這個時候是膀胱經當令。膀胱經從足後跟沿着後小腿、後脊柱正中間的兩旁，一直上到腦部，是一條大的經脈。

比如說小腿疼那就是膀胱經的問題，而且是陽虛，是太陽經虛的相。後腦疼也是膀胱經的問題，而且記憶力衰退也是和膀胱經有關的，主要是陽氣上不來，上面的氣血不夠，所以會出現記憶力衰退的現象。如果這個時候特別犯困，就是陽虛的毛病。

此時或讀名人詩文，或練書法，或去田園綠地，或觀落霞、落日。

## 酉時（下午 5-7 時）：腎經當令

酉時是指傍晚 5-7 時，這個時候是腎經當令。腎主藏精，主收藏。到了晚上陽氣收藏的時候，不要再擾動筋骨，不要受霧露的侵襲。

此時人應內居室中，不妄作勞，不觸霧露，避免擾動體內之陽氣。晚餐宜早、宜少，可飲酒一小杯，不可至醉。用熱水洗腳，有降火、活血、除濕之功效。晚漱口，滌去飲食之毒氣殘物，以利口齒。

## 戌時（下午 7–9 時）：心包經當令

戌時是指晚上 7-9 時，這個時候是心包經當令。心包是心臟外膜組織，主要是保護心肌正常工作的，人應在這時準備入睡或進入淺睡眠狀態。

此時練靜氣功，然後安眠。睡時宜右側，"睡如弓"。先睡心，後睡眼，即睡前甚麼都不想，自然入睡。

## 亥時（下午 9– 深夜 11 時）：三焦經當令

亥時是指晚上 9-11 時，這個時候是三焦經當令。三焦指連綴五臟六腑的那個網膜狀的區域。三焦一定要通暢，不通則生病。

在亥時我們就要休息了，讓身體和靈魂都沉浸在溫暖的黑暗中，安睡以養元氣，環境宜靜，排除干擾。"睡不厭蹴，寬不厭舒"。即睡時可屈膝而臥，醒時宜伸腳舒體，使血氣流通，不要只固定一種姿勢。

附　錄

# 家庭四季常用小藥箱

## 春季常用小藥箱

| 春季用藥 | 功效 | 適用範圍 |
|---|---|---|
| 感冒清熱顆粒 | 具有疏風散寒、解表清熱的功效。 | 本藥適用於風寒感冒,症見頭痛發熱、惡寒身痛、鼻流清涕、咳嗽咽乾等。 |
| 感冒軟膠囊 | 具有辛溫解表、散寒宣肺的作用,還有疏風止痛、清利頭目、止咳祛痰的功效。 | 適用於風寒感冒,以惡寒重、發熱輕為特點,主要表現為頭痛、身痛、無汗,或伴有咳嗽、流清涕等症。<br>注意:方中麻黃有升血壓的作用,高血壓及心臟病患者慎服。 |
| 雙黃連口服液 | 具有辛涼解表、清熱解毒、利濕退黃等功效。 | 適用於發熱微惡風寒、無汗或有汗不暢、頭痛口渴、咳嗽咽痛,以及西醫流行性感冒、上呼吸道感染、麻疹、急性扁桃體炎、腮腺炎、乙型腦炎等病的初期階段。 |
| 銀翹解毒片 | 具有辛涼解表、清熱解毒的功效。 | 本藥適用於風熱感冒,症見發熱頭痛、咳嗽、口乾、咽喉疼痛等。 |
| 板藍根顆粒 | 具有清熱解毒、涼血利咽的功效。 | 本藥適用於肺胃熱盛所致的咽喉腫痛、口咽乾燥;急性扁桃體炎見上述症候者。 |

| 防風通聖丸 | 具有解表通裏、清熱解毒的功效。 | 多用於外寒內熱、表裏俱實、惡寒壯熱、頭痛咽乾、小便短赤、大便秘結、瘰癧初起及風疹濕瘡等。 |
|---|---|---|
| 牛黃解毒片 | 具有清熱解毒之功效。 | 常用於咽炎、急性扁桃體炎、口腔潰瘍、齒齦炎、瘰腫等。 |
| 穿心蓮片 | 具有清熱解毒之功效。 | 多用於咽喉腫痛、口舌生瘡等症的治療。 |

## 夏季常用小藥箱

| 夏季用藥 | 功效 | 適用範圍 |
|---|---|---|
| 藿香正氣水（丸、散、軟膠囊） | 具有芳香化濕、解表祛暑、降逆止嘔的作用。 | 適用於暑濕季節的胃腸型感冒，症見惡寒發熱、頭昏頭痛、嘔吐腹瀉、食慾不振等症，有內熱者不可服用。 |
| 午時茶 | 具有疏表導滯、化濁和胃的作用。 | 適用於感受風寒、惡寒發熱、內有食積、或伴有嘔吐、洩瀉者。 |
| 十滴水 | 具有祛暑散寒的作用。 | 適用於中暑引起的頭暈、噁心、腹痛、腸胃不適等症，每次溫開水送服 0.5-1 毫升，孕婦忌服；把一小瓶十滴水兌入水中給嬰幼兒洗澡，可以有效地預防蚊蟲叮咬及痱子（新生兒禁用此法）。 |

| 人丹 | 具有消暑開竅、辟穢排濁的作用。 | 用於夏季暑熱引起的噁心、嘔吐、胸悶、頭昏目眩，暈車、暈船等症。由於該藥中含有硃砂，所以不可過量服用，以防汞中毒，嬰幼兒應忌服該藥。 |
|---|---|---|
| 六一散 | 具有消暑利濕，保護胃腸之功效。 | 對於心煩口渴，小便短黃或吐瀉者有良好效果，但陰虛、內無濕熱者及孕婦忌用。 |
| 保和丸 | 具有消食、導滯、和胃之功效。 | 多用於食積停滯、脘腹脹滿、噯腐吞酸、不欲飲食等。 |
| 健胃消食片 | 具有健胃消食之功效。 | 多用於脾胃虛弱所致的食積，症見不思飲食、噯腐酸臭、脘腹脹滿等消化不良者。 |
| 風油精 | 具有解暑避邪的作用。 | 滴數滴於手帕中掩鼻吸入可以提神醒腦，外搽可防治傷風感冒、頭痛、牙痛、風濕骨痛、小兒腹痛、暈車、暈船及蚊蟲叮咬所引起的不適。 |
| 清涼油 | 具有消除瘰痛，提神醒腦的作用。 | 該藥可以治療暑熱引起的頭昏頭痛、蚊蟲叮咬、皮膚瘰痛、悶熱不適、中暑受涼；外塗可以提神醒腦，調節疲勞症狀。 |
| 京萬紅軟膏 | 具有消腫活血、解毒止痛、去腐生肌的功效。 | 多用於輕度水火燙傷、瘡瘍腫痛、創面潰爛。 |

## 秋季常用小藥箱

| 秋季用藥 | 功效 | 適用範圍 |
|---|---|---|
| 蜜煉川貝枇杷膏 | 具有清熱潤肺、止咳平喘、理氣化痰的功效。 | 適用於風熱型、肺燥型、痰熱型咳嗽，其表現主要以痰多、咽喉痛癢，或乾咳頻頻、口乾聲嘶為主。 |
| 複方鮮竹瀝液（祛痰靈) | 具有清熱、化痰、止咳的功效。 | 常用於痰熱咳嗽，主要表現為咳嗽較頻、氣粗、咽痛、咳痰稠黃或黏稠不爽，常伴有身熱、鼻流黃濁涕、口渴、頭痛等症狀。注意該藥孕婦禁用。 |
| 蛇膽川貝液 | 具有清熱潤肺、止咳化痰的功效。 | 對肺熱咳嗽或陰虛內熱的久咳療效顯著，症見反覆咳嗽、口乾、痰少、稠黏、色黃、咽痛或伴有發熱、頭痛等症狀。 |
| 通宣理肺口服液 | 具有溫化寒痰，止咳平喘的功效。 | 適用於風寒咳嗽，主要表現為咳嗽聲重、咳痰稀薄色白，常伴有鼻塞、流清涕、頭痛、發熱怕冷、無汗及肢體酸楚等症狀。 |
| 羚羊清肺丸 | 具有清肺燥兼宣肺疏表之功效。 | 適用於風燥咳嗽，主要表現為乾咳無痰，或痰少而黏不易咳出，或痰中帶有血絲，咽乾、鼻唇乾燥等。 |
| 大黃通便沖劑 | 具有清熱解毒、活血化瘀、通下導滯之功效。 | 本藥適用於燥熱便秘。注意：婦女月經期、妊娠期、哺乳期慎用或忌用；氣虛、氣血兩虛及胃寒、胃弱者均忌用。 |

| | | |
|---|---|---|
| 麻仁潤腸丸（軟膠囊） | 具有滋陰、潤腸、通便的功效。 | 適用於陰虛、腸燥便秘，多用於老年便秘患者。<br>注意：年老、體弱者酌情減量使用；孕婦忌服；嚴重器質性病變引起的排便困難忌用；月經期慎用；年輕體壯者便秘時不宜用本藥。 |
| 複方蘆薈膠囊 | 具有調肝益腎、清熱潤腸、寧心安神之功效。 | 多用於習慣性便秘，大便燥結或因大便數日不通引起的腹脹、腹痛等。 |

## 冬季常用小藥箱

| 冬季用藥 | 功效 | 適用範圍 |
|---|---|---|
| 速效救心丸 | 具有行氣活血、祛瘀止痛之功效。 | 能增加冠脈血流量，緩解心絞痛。多用於氣滯血瘀型冠心病、心絞痛。 |
| 複方丹參片 | 具有活血化瘀、理氣止痛之功效。 | 本藥多用於氣滯血瘀所致的胸痹，症見胸悶、心前區刺痛者，以及冠心病心絞痛見上述證候者。 |
| 傷濕止痛膏 | 具有祛風濕、活血止痛之功效。 | 多用於風濕性關節炎、肌肉疼痛、關節腫痛。注意：皮膚破潰或感染處禁用。另外，本藥不宜長期或大面積使用。 |
| 瘢裂貼膏 | 具有軟化角質層、止痛及促進手足裂口癒合的作用。 | 多用於手、足皸裂。注意：患處有濕爛滲液及化膿者禁用，對橡膠膏過敏者忌用，有手足癬、腳濕氣、濕疹、疤疹並伴有手足皸裂者，應於治療原有疾病的同時在醫師指導下使用本藥。 |

# 附錄二

# 流行感冒的防治

　　初冬時節，常常出現氣候由冷轉暖的現象，老百姓把它稱作"小陽春"。冬季已寒而驟然轉暖，就像春季已暖而驟然轉寒一樣，都是不正常的氣候。這時一些傳染病就會流行，其中對人們威脅較大的莫過於流行性感冒，對於老年人來說，更是影響健康長壽的大敵。1580 年的流感大流行，曾使馬德里變為荒無人煙的地方。在意大利、西班牙也樹起了幾十萬個新墓碑。而1918-1920 年的流感大流行，全世界不完全統計約有5.5 億人患病，2000 餘萬人喪生，比第一次世界大戰中死亡的人數還要多。如果你要問 2009 年流行語的話，"甲流"一定可以算得上其中之一。

　　甲流，即甲型 H1N1 流感的簡稱，是甲型 H1N1 型流感病毒引起的豬或人的一種急性、人畜共患呼吸道傳染性疾病。一般感染後早期症狀與普通流感相似，包括發熱、咳嗽、喉痛、身體疼痛、頭痛、發冷和疲勞等，有些還會出現腹瀉或嘔吐、肌肉痛或疲倦、眼睛發紅等。如果病情迅速進展，患者會出現高熱、體溫超過 39℃，甚至繼發嚴重肺炎、急性呼吸窘迫綜合徵、肺出血、胸腔積液、全血細胞減少、腎功能衰竭、敗血症、休克及 Reye 綜合徵、呼吸衰竭及多器官損傷，最終導致死亡。

在中國，通常流感高峯出現在 12 月至次年 1 月，此時的疫情還是處在一個爬坡期，將會遇到“甲流”和季節性流感交叉疊加流行，流感峯值還將被推向高點。甲流已經成為全世界人民共同的敵人，那麼我們在日常生活中如何預防流感呢？

## 如何保護自己遠離流感？

**勤洗手**：使用肥皂徹底洗淨雙手，最好能按照“洗手七步曲”認真執行。感冒病毒在手上能存活 70 個小時。感冒患者在擤鼻涕、挖鼻孔時會將病毒沾在手上，健康人若與患者握手或在公共場所接觸了患者觸摸過的物品，手上就會帶有感冒病毒。所以勤洗手十分關鍵。多洗鼻子，因為甲流病毒主要通過呼吸道傳播，而鼻孔就是最容易受侵襲的敏感地帶之一。

**勤換牙刷**：人們每天都要使用牙刷，如果上面帶有病毒，則容易反覆感染；另外，牙刷常處於潮濕狀態，病原體易滋生繁殖，對身體健康極為不利。

**注意衛生**：室內經常通風，保持室內空氣清新。出入公共場所應戴口罩。如果周圍出現身體不適，發熱、咳嗽等症狀的人，應盡量避免與其密切接觸。

**腳部保暖**：腳對溫度比較敏感，如果腳部受涼，會反射性地引起鼻黏膜血管收縮，使人容易受感冒病毒侵擾；同時提倡冷水洗臉。

**飲食清淡**：高脂肪、高蛋白、高糖飲食會降低人體免疫力，飲食過鹹，會使唾液分泌及口腔內的溶菌酶減少，並降低干擾素等抗病因子的分泌，使感冒病毒易進入呼吸道黏膜而誘發感冒。

**精神愉快：**醫學家通過觀察發現，精神緊張、憂鬱的人，體內抗病毒物質明顯減少，免疫力下降，易患感冒。

**合理睡眠：**經研究表明，人在睡眠時體內會產生一種有提高免疫力作用的物質。因此感冒病人保證充足的睡眠十分重要。

## 預防流感的簡易有效措施——食醋消毒法

**口、鼻洗漱法：**食醋一份加開水一份等量混合，待溫，於口腔及咽喉部含漱，然後用剩餘的食醋沖洗鼻腔，每日早、晚各一次，流行期間連用 5 天。

**空間消毒法：**這種方法適用於家庭住房，將食醋一份與水一份混合，裝入噴霧器，於晚間休息前緊閉門窗後噴霧消毒。新式房屋或樓房以每立方米空間噴霧原醋 2-5 毫升，老式房屋每間按 50-100 毫升為宜，隔天消毒一次，共噴 3 次。在流行嚴重期間或家庭內部已出現病員的情況下，食醋的用量要增至每間房 150-250 毫升。

**住宅熏蒸（煮）法：**將門窗緊閉，把醋倒入鐵鍋或沙鍋等容器，以文火煮沸，使醋酸蒸氣充滿房間，直至食醋煮乾，等容器晾涼後加入清水少許，溶解鍋底殘留的醋汁，再熏蒸，反覆 3 遍；食醋用量為每間房屋 150 毫升，嚴重流行高峯期間可增加至 250-300 毫升，連用 5 天。

## 如果懷疑自己感染流感怎麼辦？

如感不適，出現高熱、咳嗽或咽喉痛，症狀初起，可居家隔離，不去人群密集的地方，盡量避免與他人接觸；多休息，多飲水，充足的休息及睡眠。勤洗手，尤其在每次咳嗽或打噴嚏後更應如此；可適當服用板藍根沖劑、雙黃連口服液等中成藥進行治療。如症狀緩解不明顯，且有進行性加重趨勢，應及時去醫院接受正規治療，切不可麻痹大意，貽誤病情。

## 家人感染流感該如何護理？

一定要分屋居住，碗筷分開，如果條件不允許，在日常活動中讓病人與家人至少保持一米遠的距離；護理病人時應戴口罩，病人自己也要預防；避免接吻，接吻是傳染流行性病毒的最佳途徑之一，甚至只是和感冒的配偶同房居住，也可能會被傳染；每次與病人接觸之後，都應該徹底清洗雙手；注意室內通風；可用消毒液擦拭地面、桌面等；在配合藥物治療的同時，注意加強病人的營養支持；認真做好病人的心理疏導工作，切勿增加其思想包袱。

## 流感期間宜與忌

流感期間的飲食宜清淡、易消化、多補充蔬果。少吃油炸、肥膩等不易消化的食物，以免加重腸胃負擔。少吃熱性水果，如荔枝、龍眼、芒果、榴蓮等。忌飲食酒類及辛辣食物。罹患流行性感冒時不要吃補藥及藥膳，如當歸、黃芪、人參、四物湯、十全大補湯、燒酒雞、當歸鴨等。

流感流行期間，應盡量避免去影劇院、商場等公共場所。居室內部要經常通風，床頭可擺放一小瓶薄荷油（薄荷油應該用能漏氣的瓶塞蓋好，讓氣味緩緩發散）。民間驗方薑棗湯（10 個大棗，5 片生薑每晚煎茶喝），可以提高人體的抗寒能力，減少發病。此外，夜臥桑菊枕（以碎桑葉、碎菊花鋪在稻殼或蕎麥皮上作枕芯），亦有祛風清頭目，防治感冒的效果。

## 玄鶴子預防秋冬瘟疫秘方

黃菊花 8 朵，大葱鬚 5 朵，乾薑 3 片，金銀花 9 克，蒲公英 8 克，荊芥穗 7 克。水煎塗擦鼻、口、手心部。

秘方提供者：中國著名道家養生學家朱鶴亭，道號玄鶴子。

# 2010 - 2020 年四季時間表

| 年份 | 立春 ( 春季開始 ) | 立夏 ( 夏季開始 ) | 立秋 ( 秋季開始 ) | 立冬 ( 冬季開始 ) |
|---|---|---|---|---|
| 2010 庚寅年 | 2 月 4 日 | 5 月 5 日 | 8 月 7 日 | 11 月 7 日 |
| 2011 辛卯年 | 2 月 4 日 | 5 月 6 日 | 8 月 8 日 | 11 月 8 日 |
| 2012 壬辰年 | 2 月 4 日 | 5 月 5 日 | 8 月 7 日 | 11 月 7 日 |
| 2013 癸巳年 | 2 月 4 日 | 5 月 5 日 | 8 月 7 日 | 11 月 7 日 |
| 2014 甲午年 | 2 月 4 日 | 5 月 5 日 | 8 月 7 日 | 11 月 7 日 |
| 2015 乙未年 | 2 月 4 日 | 5 月 6 日 | 8 月 8 日 | 11 月 8 日 |
| 2016 丙申年 | 2 月 4 日 | 5 月 5 日 | 8 月 7 日 | 11 月 7 日 |
| 2017 丁酉年 | 2 月 3 日 | 5 月 5 日 | 8 月 7 日 | 11 月 7 日 |
| 2018 戊戌年 | 2 月 4 日 | 5 月 5 日 | 8 月 7 日 | 11 月 7 日 |
| 2019 己亥年 | 2 月 4 日 | 5 月 6 日 | 8 月 8 日 | 11 月 8 日 |
| 2020 庚子年 | 2 月 4 日 | 5 月 5 日 | 8 月 7 日 | 11 月 7 日 |

# 附錄四

## 本書提及的人體穴位圖

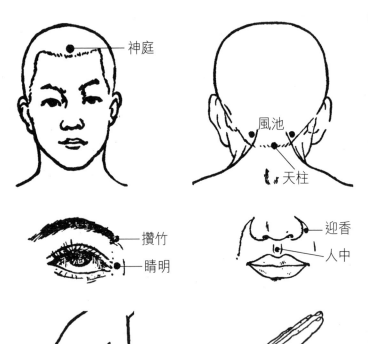

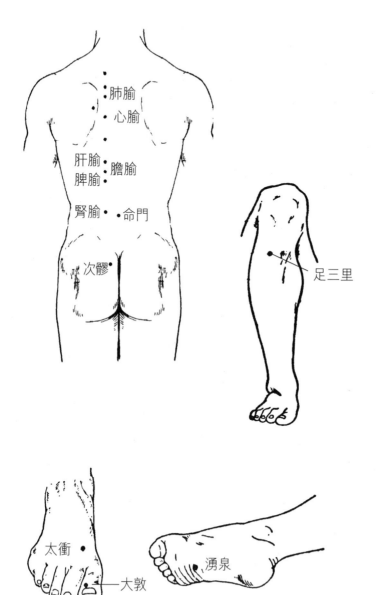

肺腧

心腧

肝腧　　膽腧

脾腧

腎腧　　命門

次髎

足三里

太衝

大敦

湧泉

# 商務印書館 📖 讀者回饋咭

　　請詳細填寫下列各項資料，傳真至2565 1113，以便寄上本館門市優惠券，憑券前往商務印書館本港各大門市購書，可獲折扣優惠。

所購本館出版之書籍：＿＿＿＿＿＿＿＿＿＿＿＿＿＿＿＿＿＿＿＿＿＿＿＿＿

購書地點：＿＿＿＿＿＿＿＿＿＿＿　姓名：＿＿＿＿＿＿＿＿＿＿＿＿＿＿

通訊地址：＿＿＿＿＿＿＿＿＿＿＿＿＿＿＿＿＿＿＿＿＿＿＿＿＿＿＿＿＿

電話：＿＿＿＿＿＿＿＿＿＿＿＿　傳真：＿＿＿＿＿＿＿＿＿＿＿＿＿＿

電郵：＿＿＿＿＿＿＿＿＿＿＿＿＿＿＿＿＿＿＿＿＿＿＿＿＿＿＿＿＿＿＿

您是否想透過電郵或傳真收到商務新書資訊？　1□是　2□否

性別：1□男　2□女

出生年份：＿＿＿＿＿年

學歷：1□小學或以下　2□中學　3□預科　4□大專　5□研究院

每月家庭總收入：1□HK$6,000以下　2□HK$6,000-9,999
　　　　　　　　3□HK$10,000-14,999　4□HK$15,000-24,999
　　　　　　　　5□HK$25,000-34,999　6□HK$35,000或以上

子女人數（只適用於有子女人士）　1□1-2個　2□3-4個　3□5個以上

子女年齡（可多於一個選擇）　1□12歲以下　2□12-17歲　3□18歲以上

職業：1□僱主　2□經理級　3□專業人士　4□白領　5□藍領　6□教師　7□學生
　　　8□主婦　9□其他

最多前往的書店：＿＿＿＿＿＿＿＿＿＿＿＿＿＿＿＿＿＿＿＿＿＿＿＿＿＿

每月往書店次數：1□1次或以下　2□2-4次　3□5-7次　4□8次或以上

每月購書量：1□1本或以下　2□2-4本　3□5-7本　2□8本或以上

每月購書消費：1□HK$50以下　2□HK$50-199　3□HK$200-499　4□HK$500-999
　　　　　　　5□HK$1,000或以上

您從哪裏得知本書：1□書店　2□報章或雜誌廣告　3□電台　4□電視　5□書評/書介
　　　　　　　　　6□親友介紹　7□商務文化網站　8□其他（請註明：＿＿＿＿＿＿＿）

您對本書內容的意見：＿＿＿＿＿＿＿＿＿＿＿＿＿＿＿＿＿＿＿＿＿＿＿＿
＿＿＿＿＿＿＿＿＿＿＿＿＿＿＿＿＿＿＿＿＿＿＿＿＿＿＿＿＿＿＿＿＿＿

您有否進行過網上購書？　1□有　2□否

您有否瀏覽過商務出版網（網址：http://www.commercialpress.com.hk）？1□有　2□否

您希望本公司能加強出版的書籍：1□辭書　2□外語書籍　3□文學/語言　4□歷史文化
　　　5□自然科學　6□社會科學　7□醫學衛生　8□財經書籍　9□管理書籍
　　　10□兒童書籍　11□流行書　12□其他（請註明：＿＿＿＿＿＿＿＿＿＿）

根據個人資料「私隱」條例，讀者有權查閱及更改其個人資料。讀者如須查閱或更改其個人資料，請來函本館，信封上請註明「讀者回饋咭-更改個人資料」

香港筲箕灣
耀興道3號
東滙廣場8樓
商務印書館（香港）有限公司
顧客服務部收